新思維・新體驗・新視野　**SC** PUBLICATION　新喜悅・新智慧・新生活

# 神奇的電子針灸療法

黃明男◎著

百會

強間

腦戶

風府（北部

啞門（C

元氣系列

# 神奇的電子針灸療法

作　　　　者：黃明男
出　版　　者：生智文化事業有限公司
發　行　　人：宋宏智
企 劃 主 編：萬麗慧、鄭淑娟、林淑雯、陳裕升
媒 體 企 劃：汪君瑜
活 動 企 劃：洪崇耀
責 任 編 輯：姚奉綺
版 面 構 成：陳巧玲
封 面 設 計：陳巧玲
印　　　務：黃志賢
專 案 行 銷：張曜鐘、林欣穎、吳惠娟
登 記 　 證：局版北市業字第677號
地　　　　址：台北市新生南路三段88號5樓之6
電　　　　話：(02)23660309　傳　真：(02)23660310
讀者服務信箱：service@ycrc.com.tw
網　　　　址：http://www.ycrc.com.tw
郵 撥 帳 號：19735365　　戶　名：葉忠賢
印　　　　刷：鼎易印刷事業股份有限公司
法 律 顧 問：北辰著作權事務所　蕭雄淋律師
初 版 一 刷：2004年6月　　定　價：新台幣280元
I　S　B　N：957-818-621-5

神奇的電子針灸療法／黃明男著.--初版.--
　台北市：生智, 2004〔民93〕
　　面；　公分.--（元氣系列）
　　ISBN 957-818-621-5（平裝）

　1.針灸　2.經穴
　413.91　　　　　　　　　93006153

總經銷：揚智文化事業股份有限公司
地址：台北市新生南路三段88號5樓之6
電話：（02）2366-0309　　傳　真：（02）2366-0310
※本書如有缺頁、破損、裝訂錯誤，請寄回更換

# 自然醫學療法
## 減低西藥副作用

　　近代科學的昌明帶給人類很多方便，在食衣住行資訊的生活上，節省了很多時間。這些節省下來的時間多花在工作上或育樂上，使得現代人盡力賺錢，卻也盡情的花錢享樂。人類的生活由原本的簡樸，進入奢靡的生活，日久習慣成自然，因而演變成競利社會。世風日下，人心不古，禮俗無存，造成今日社會的種種亂象。

　　科學的發達，發明了農藥、化學肥料、抗生素、賀爾蒙成長激素，使農作物、蔬菜水果、家禽家畜、水產生物快速的成長、收成，這根本違反了自然的原則。科學發明了這些東西，僅僅是鈔票的快速累積，對人類卻是百害叢生。人類發明了這些毒物，而人類又是食物鏈的終結者，這些毒物終必又回歸到人類身上，毒害自己而得到報應。是否如此，由近來的醫學報告上可看出端倪。在古代，糖尿病、肝病、心臟病、中風是老年人才容易患的毛病，現在已經年輕化，連年輕人、小孩、嬰兒都會患，這是什麼緣故呢？

早年政府推廣的一些政策，似乎也欠思慮，使一般的小老百姓受害。譬如：

　　一、客廳即工廠──雖然造就一些人賺了財富，卻犧牲了整個社會居家生活的寧靜。

　　二、推廣水耕蔬菜──因缺乏地氣，蔬菜僅依賴化學肥料成長，殘存的亞硝酸鹽，造成癌症、慢性病的蔓延。

　　三、速食、生機飲食的推廣──其中也有些盲點，因其內容物使用植物芽類，芽類是植物生存的原點，性極寒，連動物、鳥類都不敢去吃，而人類卻食之津津有味。加上近代的土地，過度的開發利用，地下微量元素已然竭盡，而微量元素又是維持人體生命的重量級物質。現在生產的蔬果，已非古代的蔬果，難怪久食生機飲食者，也有些人越吃越不健康。

　　四、手機資訊的推廣──因應資訊時代的來臨，幾乎人手一支手機。基地台無限制的增設、擴充，造成手機的輻射及基地台的輻射塵，污染了整片大地，使全人類都有罹癌的機會，這該是人類的一大浩劫。

　　若是科學能改善人類健康的話，則人類必定愈來愈健康，但是由整個人類疾病來看，病種是越來越多，年齡層

也快速的年輕化。有人或許會說：「現代人的平均壽命，比古代人要長的多。」這是因為現代人夭折的小孩少，平均壽命就提高，但是大部份的成年人，都活在慢性病糾纏的極度痛苦中，每日進出醫院與西藥為伍，在不良的生活品質之下苟延殘存，這種生活有何意義？從近代醫院的大量激增、擴展之下，便可知一二。

若科學能將病完全治好，那醫院就不可能快速增加。醫院的快速激增、擴展，浪費了國家社會的財力、物力與人力，而人民的生活卻仍在痛苦中度日。請到醫院加護病房或安養中心走一遭，看看身處在痛苦呻吟的同胞們，這種處境真令人難過憂心。作者有鑒於此，特推出鑽研多年的電子針灸療法，來幫助一些需要幫助的人，以減少人類對西藥的依賴，也減少西藥的副作用，利用自然醫學療法，重新找回自己及家人的健康，找回人類生命的尊嚴。

作者 黃明男 謹識

# 簡便快速的自身療法

電子針灸療法，並不需要扎針進入皮膚、肌肉中，而能取得傳統針灸療法、按摩、指壓、點穴的療效，甚至有過之而無不及之優勢。

電子針灸是使用探筆，接觸皮膚上的穴道，利用低週波電流來刺激經絡、穴道，達到保養、保健以及治療疾病的效果方法。其優點沒有皮膚消毒上的麻煩，也沒有被扎針的恐懼感，更沒有被扎傷內臟、血管、器官、筋骨的一切危險性。使用電子針灸療法，沒有疼痛感、沒有痛苦或不舒服的感受，因此不分男女老少，每一個人都能接受此療法。

電子針灸器小巧精緻，隨身攜帶非常方便，可隨時隨地隨興作保養、保健及治療工作，諸如一些煩人的毛病：頭痛、暈車、暈機、暈船、嘔吐、牙痛、眼痛、近視、弱視、複視、美尼爾症狀、胃痛、腰痛、巴金森氏症或心臟病之類的心悸、怔忡、心律不整、冒冷汗、心臟無力、心肌梗塞、狹心症、心臟麻痺、休克昏迷暈厥之急救……等等，其療效大都在十分鐘左右即刻見效，可說是立竿見影

而且沒有副作用及痛楚存在。

　　具備本書、《針灸實務寶典》及電子針灸器，堪稱是家庭常備的良醫、診療所，可隨時照顧著家中大小或親朋好友的健康，提高生活情趣與品質。

自序　　　自然醫學療法　減低西藥副作用　7

前言　　　簡便快速的自身療法　10

第一章　　電子針灸療法原理　19

第二章　　電子針灸器使用方法　25

第三章　　經脈、穴道之穴性分析　29

一、手太陰肺經　30
　中府穴　31
　雲門穴　31
　天府穴　32
　俠白穴　32
　尺澤穴　33
　孔最穴　34
　列缺穴　36
　經渠穴　37
　太淵穴　37
　魚際穴　38
　少商穴　39

二、手陽明大腸經　41
　商陽穴　43
　二間穴　43
　三間穴　43
　合谷穴　45

　陽谿穴　46
　偏歷穴　47
　溫溜穴　47
　下廉穴　48
　上廉穴　48
　手三里穴　48
　曲池穴　49
　肘髎穴　50
　五里穴　50
　臂臑穴　51
　肩髃穴　52
　巨骨穴　52
　天鼎穴　53
　扶突穴　53
　禾髎穴　54
　迎香穴　55

三、手少陰心經　56

極泉穴　57
青靈穴　57
少海穴　58
靈道穴　59
通里穴　59
陰郄穴　59
神門穴　59
少府穴　60
少沖穴　61

四、手太陽小腸經　62

少澤穴　64
前谷穴　64
後谿穴　65
腕骨穴　66
陽谷穴　66
養老穴　66
支正穴　67
小海穴　67
肩貞穴　68
臑俞穴　68
天宗穴　69
秉風穴　69
曲垣穴　70
肩外俞穴　70
肩中俞穴　71
天窗穴　71
天容穴　71
顴髎穴　72
聽宮穴　73

五、任脈　74

會陰穴　76
曲骨穴　76
中極穴　77
關元穴　77
石門穴　78
氣海穴　78
陰交穴　79
神闕穴　80
水分穴　80
下脘穴　80
建里穴　81
中脘穴　81
上脘穴　82
巨闕穴　83
鳩尾穴　83
中庭穴　84
膻中穴　84
玉堂穴　85
紫宮穴　86
華蓋穴　86
璇璣穴　87
天突穴　87
廉泉穴　88
承漿穴　89

六、督脈　90

長強穴　92
腰俞穴　92
腰陽關穴　92

目錄
CONTENTS

命門穴　94

懸樞穴　94

脊中穴　94

中樞穴　95

筋縮穴　95

至陽穴　96

靈台穴　96

神道穴　96

身柱穴　97

陶道穴　97

大椎穴　98

瘂門穴　99

風府穴　100

腦戶穴　100

強間穴　101

後頂穴　101

百會穴　101

前頂穴　103

顖會穴　103

上星穴　104

神庭穴　104

素髎穴　105

水溝穴　105

兌端穴　106

齦交穴　106

七、足陽明胃經　107

頭維穴　110

下關穴　110

頰車穴　110

承泣穴　111

四白穴　112

巨髎穴　112

地倉穴　113

大迎穴　113

人迎穴　114

水突穴　114

氣舍穴　114

缺盆穴　115

氣戶穴　115

庫房穴　115

屋翳穴　115

膺窗穴　116

乳中穴　116

乳根穴　117

不容穴　117

承滿穴　118

梁門穴　118

關門穴　118

太乙穴　119

滑肉門穴　119

天樞穴　119

外陵穴　119

大巨穴　119

水道穴　120

歸來穴　120

氣沖穴　121

髀關穴　121

伏兔穴　122

陰市穴　122

梁邱穴　122
犢鼻穴　123
足三里穴　124
上巨虛穴　124
條口穴　125
下巨虛穴　125
豐隆穴　125
解谿穴　126
沖陽穴　127
陷谷穴　127
內庭穴　127
厲兌穴　128

八、太陰脾經　129
隱白穴　131
大都穴　131
太白穴　131
公孫穴　132
商邱穴　133
三陰交穴　133
漏谷穴　134
地機穴　134
陰陵泉穴　135
血海穴　135
箕門穴　135
沖門穴　136
府舍穴　136
腹結穴　137
大橫穴　137
腹哀穴　138

食竇穴　138
天谿穴　139
胸鄉穴　139
周榮穴　140
大包穴　140

九、手厥陰心包絡經　142
天池穴　143
天泉穴　144
曲澤穴　144
郄門穴　145
間使穴　146
內關穴　146
大陵穴　147
勞宮穴　148
中衝穴　149

十、手少陽三焦經　150
關沖穴　152
液門穴　152
中渚穴　153
陽池穴　153
外關穴　154
支溝穴　154
會宗穴　155
三陽洛穴　155
四瀆穴　156
天井穴　157
清冷淵穴　157
消濼穴　157

目錄 CONTENTS

臑會穴　158　　　　聽會穴　175

肩髎穴　158　　　　上關穴　175

天髎穴　159　　　　頷厭穴　176

天牖穴　159　　　　懸顱穴　176

翳風穴　160　　　　懸厘穴　177

瘛脈穴　160　　　　曲鬢穴　177

顱息穴　161　　　　率谷穴　178

角孫穴　161　　　　天沖穴　178

絲竹空穴　161　　　浮白穴　178

和髎穴　162　　　　頭竅陰穴　178

耳門穴　162　　　　完骨穴　179

　　　　　　　　　　本神穴　179

十一、足厥陰肝經　163　陽白穴　179

大敦穴　164　　　　頭臨泣穴　180

行間穴　164　　　　目窗穴　180

太沖穴　164　　　　正營穴　181

中封穴　166　　　　承靈穴　181

蠡溝穴　166　　　　腦空穴　181

中都穴　166　　　　風池穴　182

膝關穴　167　　　　肩井穴　183

曲泉穴　168　　　　淵液穴　184

陰包穴　168　　　　輒筋穴　184

五里穴　169　　　　日月穴　185

陰廉穴　169　　　　京門穴　185

急脈穴　169　　　　帶脈穴　185

章門穴　170　　　　五樞穴　186

期門穴　170　　　　維道穴　186

　　　　　　　　　　居髎穴　186

十二、足少陽膽經　172　環跳穴　187

瞳子髎穴　175　　　風市穴　188

中瀆穴　189

膝陽關穴　189

陽陵泉穴　190

陽交穴　191

外邱穴　191

光明穴　191

陽輔穴　192

懸鍾穴　192

邱墟穴　193

足臨泣穴　193

地五會穴　194

俠谿穴　195

足竅陰穴　196

### 十三、足少陰腎經　197

湧泉穴　200

然谷穴　201

太谿穴　201

大鐘穴　202

水泉穴　202

照海穴　203

復溜穴　203

交信穴　204

筑賓穴　205

陰谷穴　205

橫骨穴　206

大赫穴　206

氣穴穴　207

四滿穴　207

中注穴　207

育俞穴　207

商曲穴　208

石關穴　208

陰都穴　208

通谷穴　209

幽門穴　209

步廊穴　210

神封穴　210

靈墟穴　210

神藏穴　210

彧中穴　211

俞府穴　211

### 十四、足太陽膀胱經　213

睛明穴　216

攢竹穴　217

眉沖穴　217

曲差穴　217

五處穴　217

承光穴　218

通天穴　218

絡卻穴　218

玉枕穴　219

天柱穴　219

大杼穴　220

風門穴　220

肺俞穴　220

厥陰俞穴　220

心俞穴　221

督俞穴　221

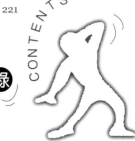

膈俞穴　221

肝俞穴　222

膽俞穴　222

脾俞穴　223

胃俞穴　223

三焦俞穴　223

腎俞穴　224

氣海俞　224

大腸俞　225

關元俞　225

小腸俞　225

膀胱俞　226

中膂俞　226

白環俞　226

上髎穴　227

次髎穴　228

中髎穴　228

下髎穴　228

會陽穴　229

附分穴　229

魄戶穴　230

膏肓穴　230

神堂穴　230

譩譆穴　231

膈關穴　231

魂門穴　232

陽綱穴　232

意舍穴　232

胃倉穴　232

肓門穴　233

志室穴　233

胞肓穴　234

秩邊穴　234

承扶穴　235

殷門穴　235

浮郄穴　236

委陽穴　236

委中穴　237

合陽穴　237

承筋穴　238

承山穴　239

飛揚穴　239

跗陽穴　239

崑崙穴　240

僕參穴　241

申脈穴　241

金門穴　242

京骨穴　242

束骨穴　243

通谷穴　243

至陰穴　244

## 第四章　附錄 245

一、十四經脈穴道檢字索引　246

二、耳針穴位圖　249

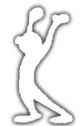

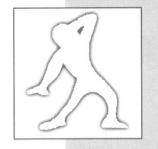

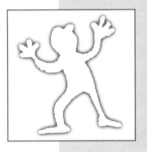

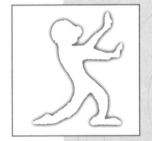

電子針灸療法就是以低週波電流，

通入穴道、經絡直達臟腑、

機體的療法，

以代替傳統的針灸、指壓、

按摩與點穴，

達到刺激穴道的方法。

# 電子針灸療法原理 1

# 用電流打通阻滯的穴道經絡

## 穴道及經絡

　　何謂穴道？穴道就是神經幹末梢在皮膚上的氣孔。氣孔雖然看不到，但卻像窗戶般的向外開啓，透過經絡與五臟六腑緊密的連結在一起，因此刺激皮膚上的氣孔穴道便可有效的傳遞到五臟六腑，促使五臟六腑新陳代謝及血液循環順暢、機體細胞活化，使壞死或發炎的組織恢復其原先正常的狀態，所以穴道一詞英文名稱叫「刺激點」。

　　何謂經絡？經絡學是我國先民，歷經數千年在保健、醫療上的經驗總結，主要在闡述人體生命活動、生理、病理變化與醫療診斷，作治療實務上的重要依據。當人體生病時，所發生的各種徵候及治療時所得到的效果，會出現一些規律的變化現象。透過刺激皮膚上的某些特定部位，可以治療體內某些臟腑或機體上的毛病，並活絡細胞組織，因而發展出一定的程序。

　　這表示皮膚上的某些特定部位與臟腑間、各機體間都有緊密的聯繫，這些聯繫組成一個嚴密的系統，構成一個完整的網路，這些網路對人體的內外、表裡、上下、左右各方面都有主導的作用。它有主幹、分支，網絡全身運行氣血。主幹內行於經，流通臟腑；分支外行於絡，流通於肢節機體，

此說明了體內的臟腑與體表的肢節間，有緊密的聯絡關係，因而演繹出經絡原理。

## 能量可治病

人體能夠導電嗎？人體本身就是個半導體，具有波頻，是有組織、有系統的生命有機體，可以導電、傳達能量、運輸養份。人類的心臟就是一部發電機，可以產生能量，以供給全身器官、機體的運化功能、維持機體生命。

人體的經絡就是神經、血管等脈路系統，主司傳導、運輸系統功能，穴道就是皮膚上的窗口、刺激點，人體內部機體、臟腑之運作是否正常，透過穴道的窗口，可一目瞭然。

人體的病痛，大都受外邪氣所感染，當外邪氣阻滯經絡氣道時，被阻滯的相關部位，便會發生病痛，俗語說得好：「痛則不通，通則不痛」。外邪氣最懼怕「人電能量」或「低週波能量」，因此使用人電能量或低週波能量，來治療氣道或經絡的阻滯，其療效特別好。但是使用人電能量為他人療病，術者本身會損傷內氣的人電能量，人電能量過度耗損補充不易。而使用低週波能量即電子針灸療法，來為他人治療，則無內氣、真氣耗損之顧慮，可謂最佳的治病療法。

## 人體內的電流

人體的腎上腺激素及副腎皮質素，可產生大量的人電能

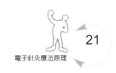

量，這種人電能量有極強的電離子，當電離子流過人體末梢神經時，透過脊髓的反射作用，導致體內血液循環加速。當人體血液循環快速時，體內的電離子也就越強化，這就形成人體的「高人電壓」，此高人電壓在最高潮時，可達到3～5千伏特。當人在身淨心靜的時刻，人體自然會產生強大的人電流，這種人電流有累積性，人電流與人電壓相乘積，其最大值，也就是人電功率最高值。此刻的人體體內神經，也趨於敏銳的感受，這表示人體由於人電功率能量的提高，人電磁場能量也相對提高，因而人體細胞開始活化。器官、機體受細胞活化的影響，人體就不容易隨歲月的流逝而快速衰老，因而恆常保持健康、活力、青春、長壽。

當人體體內內氣，正常運行順暢無阻時，此乃人身營衛之氣正轉運行，是謂體內低週波電流，它維持生命的成長。當生命力的氣場強化時，人體自然顯出健康、舒暢、滿足、有自信。人體為什麼會生病？當人體的氣場，由正轉改變成逆轉，逆轉氣場，經絡氣道無法暢通，低週波電流被阻滯而無法傳達能量、運輸養份、輸送氧氣，因而機體衰弱、頹廢而生病。此刻若以電子針灸療法，藉強而有力的低週波電流，來打通阻滯之氣道、經絡，則可以讓不健康的機體變為健康。以電子針灸療法之低週波電流來治病，是最合乎科學原理與人體經絡理論，所以是保健、養生、治病，最快速、最便捷、最有效的方法。

## ● 經濟簡便的自療法 ●

電子針灸療法可以替代一般傳統的針灸療法與指壓、按摩、點穴等刺激經絡穴道的療法。人體在生病的當下，其生病部位臟腑機體的細胞或組織，會因失去正常的供電狀況，也就是該臟腑機體的血液循環不良，導致發生細胞、組織壞死或發炎。若藉著皮膚上的窗口穴道、刺激點，使用電子針灸低週波電流，刺激這些特定部位，則可傳遞到體內臟腑、機體，促使臟腑、機體之血液循環供血正常、新陳代謝正常。當臟腑機體新陳代謝一切正常，可促使原本已壞死或發炎之細胞或組織，重新活化，恢復其原有之正常運作功能，使不健康的身體，很快恢復健康。

穴道經絡就是電流容易流通之處。電子針灸療法就是以低週波電流，通入穴道、經絡直達臟腑、機體的療法，以代替傳統的針灸、指壓、按摩與點穴，達到刺激穴道的方法。電子針灸低週波療法，既沒有扎針的痠痛與恐懼感，又沒有因術者不慎而刺傷內臟、血管、器官、筋骨的傷害，更沒有指壓、按摩與點穴的痛苦，所以是人體保健、養生、美容、治病、延年益壽、最有效、最直接、最便捷的方法，更是值得全民推廣最經濟、簡便的自身療法。

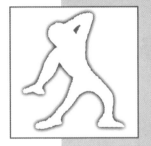

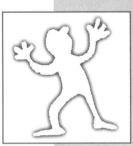

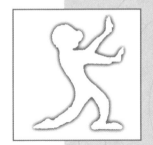

電子針灸器小巧精緻，

隨身攜帶非常方便，

可隨時隨地作保養、

保健及治療工作，

療效大都在十分鐘左右即刻見效！

# 電子針灸器使用方法

2

# 簡單方便又易學的電子針灸器

一、首先將導線的插頭，插入電子針灸器上方插孔中，左右任何一個孔座均可使用。

二、導線的另一端，有一塊橡膠電極片，沾水後貼在腰間皮膚上，以

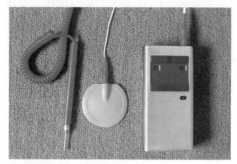

● 電子針灸器輕巧易攜帶，整套儀器包含一支穴道探筆（左）、電極片（中）和導線插頭（右）。

褲帶夾緊；另有一支探筆，是做穴道治療之用。

三、將電子針灸器左側電源開關，向上旋轉開啓備用，此刻中央紅色信號燈會明亮的閃爍。此開關由OFF２、４、６、８、１０控制電流量的大小，數字愈大電流愈強。

四、電子針灸器右側旋鈕開關，由０到１０，數字越大頻率越高，中央的燈會快速的閃爍。數字小頻率低，其閃爍就慢。

五、一般電子針灸器在正常使用時，右側頻率開在４～６間，每分鐘大約跳動７５～１２５次間，是爲平補平瀉；低於７５次者爲補穴時用；高於１２５次者爲瀉穴時用。左側電流旋鈕，控制電流強度，由２開始增加，直到被針灸者

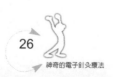

能忍受的程度。

六、不使用時將左側旋鈕向下旋轉，直到喀一聲，中央信號燈熄滅為止，才是真正的關閉電源。

接下來我們以胃痛、牙齒痛為範例教導您如何以電子針灸器自己DIY，解除疼痛。

## 範例一：胃痛 ── 使用穴道：內關、中脘、足三里。

1.查本書穴道表（見246頁），找出內關正確位置。

2.上述方法一至五準備就緒後，用棉花沾水將內關穴皮膚沾濕，術者右手執穴道探筆，輕按壓在被針灸者之內關穴皮膚上，左手向上轉動電流開關旋鈕，由2慢慢加大，直到被針灸者能忍受的最大限度，持續2～3分鐘。結束時先減弱電流強度回到2的位置，接著再針中脘穴、足三里穴。

3.以上三個穴道共針9～10分鐘，胃痛會隨針灸的時間而舒緩下來。

4.針灸完畢後，關掉左側電流開關，直到喀一聲，中央信號燈熄滅為止，才是真正關閉電源，取下腰間電極片。

## 範例二：牙齒痛 ── 使用穴道：解谿。

1.查本書穴道表（見246頁），找出解谿穴正確位置。

2.使用方法一至五準備就緒後，用棉花沾水將解谿穴皮膚沾濕，術者右手執穴道探筆，輕按壓在被針灸者之解谿穴皮膚上，左手向上轉動電流開關旋鈕，由2慢慢加大，直到被針灸者能忍受的最大限度，持續5～10分鐘。結束時

先減弱電流強度回到OFF的位置，直到喀一聲，中央信號燈熄滅為止，才是真正關閉電源，取下腰間電極片。

## 使用電子針灸器注意事項

1. 在正常情況下，每次治療只使用一個穴道時，治療時間約5～10分鐘；治療二個穴道時，每穴道使用3～5分鐘；治療三個以上穴道時，每穴道使用3分鐘即可。
2. 電子針灸完畢不再使用時，務必要關掉左側電源至OFF，確定中央信號紅燈熄滅，才是真正的關閉電源。
3. 頻率的使用，通常用平補平瀉，即4～6位置，每分鐘大約跳動75～125次；補穴時低於75次，瀉穴時高於125次。
4. 在針灸前後要喝些白開水，以利低週波電流在體內流動，電流流動順暢療效較好。
5. 針灸結束後，應休息10～15分鐘，切勿急忙離開，以防暈針。
6. 會有暈針情況，大多是特殊體質或身體過度虛弱所致。
7. 暈針的現象是呼吸加快、心跳加快、心臟無力感、會冒冷汗、有不舒服或噁心的感覺。
8. 若遇暈針切忌慌亂，可讓患者喝杯溫開水，休息片刻就好了。若不見改善可用電子針灸器輕刺激內關穴及太陽穴雙或加上勞宮穴，很快就恢復正常了。
9. 電流強，療效佳，因此大多使用能忍受的範圍。

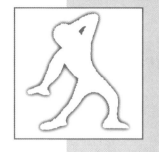

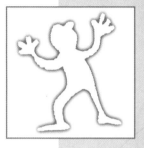

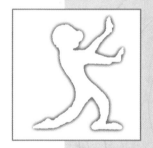

皮膚上的某些特定部位與臟腑間、

各機體間都有緊密的聯繫，

這些聯繫組成一個嚴密的系統，

構成一個完整的網路。

# 經脈、穴道之穴性分析

# 一、手太陰肺經 11穴左右共22穴

肺經主一切呼吸器官疾病。肺經與大腸經互為表裡經，意即表裡互用。表經有病裡經治，裡經有病表經治，可融通互用。

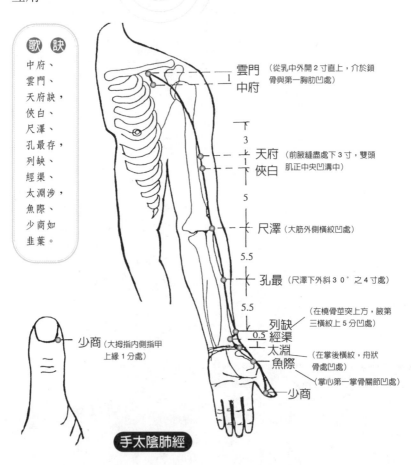

**歌訣**

中府、
雲門、
天府訣，
俠白、
尺澤、
孔最存，
列缺、
經渠、
太淵涉，
魚際、
少商如
韭葉。

雲門 （從乳中外開2寸直上，介於鎖骨與第一胸肋凹處）
中府

天府 （前腋縫盡處下3寸，雙頭
俠白 肌正中央凹溝中）

尺澤 （大筋外側橫紋凹處）

孔最 （尺澤下外斜30°之4寸處）

列缺 （在橈骨莖突上方，腋第三橫紋上5分凹處）
經渠
太淵 （在掌後橫紋，冊狀骨處凹處）
魚際
（掌心第一掌骨關節凹處）
少商

少商 （大拇指內側指甲上緣1分處）

**手太陰肺經**

神奇的電子針灸療法

## （一）中府穴

【穴位】由雲門穴直下1.6寸，介於第一、二肋骨間凹陷處
　　　　取穴。

【扎針】3～5分，或灸，但不可過深，否則會傷及肺葉。

【主治】肺炎、支氣管炎、肺氣腫、胸悶、氣喘、呼吸困難、
　　　　肋間神經疼痛。
　　　　為肺經之募穴。

### 進　階

一、　針灸所用之寸法，係胴身寸法，非一般公制之長
　　　度單位。

二、　胴身寸法即以自身之指頭為長度標準，例如中指
　　　末節長度為1寸，中三指中節指幅之寬度為2寸
　　　，中四指中節指幅之寬度為3寸，一直掌至掌後
　　　橫紋之長度為8寸。所以胴身寸法並非公制尺寸
　　　那樣精密，主要以下針後的針感為準。

## （二）雲門穴

【穴位】由乳中穴（乳頭）外開2寸直上，介於鎖骨與第一
　　　　胸肋間之凹陷處是穴。

【扎針】3～5分，或灸，但不可過深，否則會扎傷肺臟，引
　　　　起肺臟萎縮，就像針刺破氣球般的漏氣。

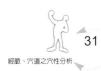

經脈、穴道之穴性分析

【主治】肺炎、支氣管炎、肺氣腫、胸悶、氣喘、呼吸困難、
　　　　手臂不舉、脅肋煩滿等。

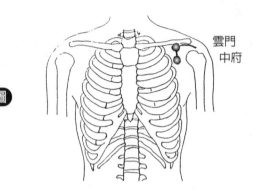

胸部前視圖

雲門
中府

## ● （三）天府穴 ●

【穴位】由前腋縫盡處下３寸，正當雙頭肌之正中央，在兩
　　　　大肌間凹溝處是穴。

【扎針】５～８分，不可灸。

【主治】胸悶、呼吸困難、氣喘、肺炎、支氣管炎、目眩、
　　　　暴渴、上臂麻木。

## ● （四）俠白穴 ●

【穴位】由天府穴直下１寸取穴。

【扎針】５～８分，或灸。

【主治】胸悶、呼吸困難、氣喘、肺炎、支氣管炎、心痛氣
　　　　短、上臂麻木。

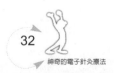

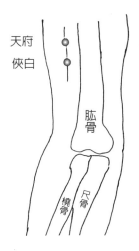

天府
俠白

肱骨

右手臂前視圖

尺骨
橫骨

## ● （五）尺澤穴 ●

【穴位】在手肘橫紋中，正當大筋外凹陷處是穴。

【扎針】5～10分，或放血或灸。

【主治】一切慢性肺炎、支氣管炎、肺氣腫、久年氣喘、嘔吐、心煩、咽喉炎、上焦風熱。

為肺經之合穴。

## 進 階

一、穴性分析：合穴主本經之一切慢性病、虛弱症，有清熱解毒功效。

二、上焦風熱諸如顏面諸瘡、疔、痘、癰、無名腫毒、手肘關節疼痛，放血有效。

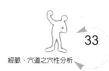

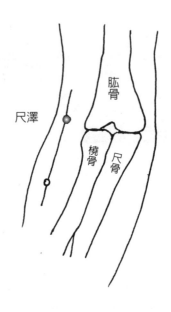

尺澤

肱骨

橈骨 尺骨

右手肘前視圖

## ● （六）孔最穴 ●

【穴位】由尺澤下３寸，作一水平線與由尺澤外斜４５度角
　　　　線之交點是穴。

【扎針】５～１０分，或灸。

【主治】咽喉炎、扁桃腺炎、手臂麻木不舉、熱病汗不出。

　　　　爲痔瘡、痔瘻、脫肛之特效穴。

　　　　爲急性病要穴。

　　　　爲肺臟之重要麻醉穴。

　　　　爲擒拿要穴。

　　　　爲肺經之郄穴。

## 進 階

一、 郄穴是指經脈氣血曲折匯聚的孔隙，因為此穴氣血旺盛，扎針效果最明顯，所以一切急性病找郄穴。

二、 痔瘡是直腸頭靜脈曲張所致，可分內痔與外痔。婦女大小腿間之浮筋是為靜脈曲張。

三、 痔瘻是直腸頭之靜脈壁破裂，膿水由腸壁傷口流出 ，謂之痔瘻。

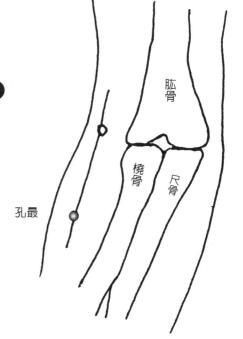

**右手肘前視圖**

肱骨

橈骨

尺骨

孔最

## （七）列缺穴

【穴位】兩手虎口對虎口自然交叉，則食指之指尖，自然落在橈骨橈側，此骨隙間之凹陷處是穴。

【扎針】2～3分，或灸。

【主治】感冒、發燒、頭痛、頸項強、肺炎、支氣管炎、咳嗽、氣喘、偏風喎斜。

為肺經之絡穴。

為四總穴之一，頭項尋列缺。

為八脈交會穴之一，通於任脈。

因為列缺管任脈，所以在列缺扎針，也可以治療任脈之疾病。

### 進 階

一、 絡穴為聯絡互為表（腑）、裡（臟）經之穴道。表裡經同時有病，只要在絡穴扎一針，即可一箭雙鵰，治好表裡二經之病變。例如列缺扎針可治療肺經所引起感冒而發生的腸炎、瀉痢；也可治療大腸經所引起的症狀，如顏面神經麻痺、三叉神經疼痛、顏面諸疾、顏面美容。

二、 四總穴為足三里、委中、列缺、合谷，可治一切腦疾、腦神經衰弱、精神病、偏頭痛、失眠、健忘、頸項諸疾。

三、 八脈交會穴又稱靈龜，飛騰八法即任脈與陰蹻脈
通於列缺、照海；督脈與陽蹻脈通於後谿、申脈
；沖脈與陰維脈通於公孫、內關；帶脈與陽維脈
通於臨泣、外關。

## ● （八）經渠穴 ●

【穴位】在橈骨上之莖隙間凹陷處是穴。

【扎針】2～3分，要避開動脈，不可灸。

【主治】感冒、發燒、咳嗽、惡寒、病汗不出。
　　　　爲肺經之經穴。

**進 階**

經穴主治喘嗽寒熱，是經氣外發於四肢的重要部位。

## ● （九）太淵穴 ●

【穴位】在掌後橫紋中，正當橈骨上緣，舟狀骨後凹陷處是
　　　　穴。

【扎針】2～3分，要避開動脈，可灸療。

【主治】感冒、發燒、咳嗽、頭痛、肺炎、支氣管炎、肺氣
　　　　腫、咽喉炎、扁桃腺炎、狂言不臥、胸痺氣逆。
　　　　爲肺經之原穴。
　　　　爲八會穴之一，脈會太淵。

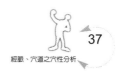

**進 階**

一、 原穴之原，最具該經之代表性，也是最重要的穴
。五臟六腑有病，皆取其原穴，虛者（慢性病）
補之，實者（急性病）瀉之。

二、 八會穴即臟會章門、腑會中脘、脈會太淵、氣會
膻中、血會膈俞、筋會陽陵泉、骨會大杼、髓會
絕骨（懸鐘）。

三、 腦者髓之海，髓包含腦，主一切血管病變、動脈
硬化、中風及半身不遂、靜脈曲張等。

四、 每條經絡之三要穴為：原穴如市長、絡穴如黨部
主委、郄穴如議會議長。

## ● （十）魚際穴 ●

【穴位】在手掌掌面，第一掌骨關節內側凹陷處是穴。

【扎針】3～5分，或灸。

【主治】感冒、發燒、肺炎、氣管炎、支氣管炎、咽喉炎、
目眩、鼻炎、扁桃腺炎、胃寒、手大指不用。
為肺經之滎穴。

**進 階**

一、滎穴為手太陰脈之所流，屬火主身熱。

二、早上起床時，魚際部位皮膚色青，表示胃腸有病。

三、手大指不用，意指手大拇指不能彎曲，有此症狀
時，魚際穴扎針立即有效。

四、 有筋有骨偏針刺，無筋無骨須透之。意指扎針時
   遇到筋、骨、脈時要偏針避開，沒有筋、骨、脈
   的部位，要扎透才有效果。

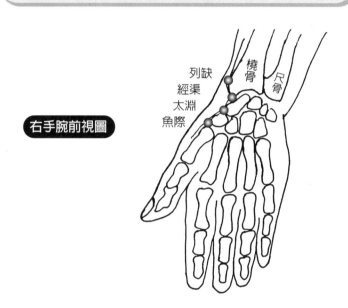

右手腕前視圖

列缺
經渠
太淵
魚際

橈骨
尺骨

## （十一）少商穴

【穴位】在雙手大拇指，指甲內側一分處取穴。

【扎針】1 分或點刺放血，不宜灸。

【主治】心下滿、高燒、小兒驚厥、咽喉炎、癲狂病（羊癲
   瘋）、精神病、手攣指痛、一切休克之急救。

   為肺經之井穴。

   為十三鬼穴之一。

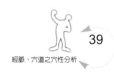

## 進 階

一、井穴為手太陰肺脈，氣之所出。

二、此穴治療喉科各症，具有瀉肺清熱的作用。

三、無毛細孔部位，扎針最痛。

四、扎針要30分鐘以上才有效果。

五、十三鬼穴是：人中、少商、隱白、大陵、申脈、
　　風府、頰車、承漿、勞宮、上星、男會陰女玉門
　　頭、曲池、海泉。

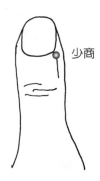

少商

**左大拇指前視圖**

# 二、手陽明大腸經 20穴左右共40穴

大腸經主一切腸胃病、顏面諸疾、肩頸諸疾、感冒及一切皮膚病。大腸經與肺經，互爲表裡經。

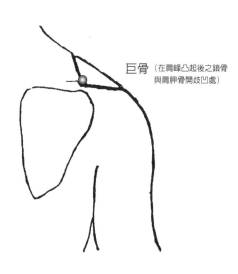

巨骨（在肩峰凸起後之鎖骨與肩胛骨開歧凹處）

**手陽明大腸經（一）**

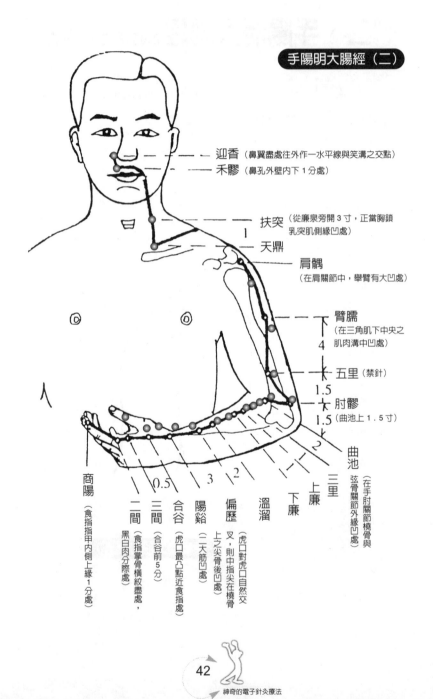

手陽明大腸經（二）

迎香（鼻翼盡處往外作一水平線與笑溝之交點）

禾髎（鼻孔外壁內下1分處）

扶突（從廉泉旁開3寸，正當胸鎖乳突肌側緣凹處）

天鼎

肩髃（在肩關節中，舉臂有大凹處）

臂臑（在三角肌下中央之肌肉溝中凹處）

五里（禁針）

肘髎（曲池上1.5寸）

曲池（在手肘關節橈骨與弦骨關節外緣凹處）

三里

上廉

下廉

溫溜（上之尖骨後凹處）

偏歷（虎口對虎口自然交叉，則中指尖在橈骨上之尖骨後凹處）

陽谿（二天筋後凹處）

合谷（虎口最凸點近食指處）

三間（合谷前5分）

二間（食指掌骨橫紋盡處，黑白肉分際處）

商陽（食指指甲內側上緣1分處）

## • （一）商陽穴 •

【穴位】在手食指，指甲內側１分處取穴。

【扎針】１分，或放血或灸。

【主治】心下滿、小兒驚厥、高燒、口乾、咽喉炎、扁桃腺
炎、一切休克昏迷之急救。

為大腸經之井穴。

## • （二）二間穴 •

【穴位】在手食指本節前，黑白肉分際，正當本節橫紋盡處
是穴。

【扎針】２～３分，由前往後沿皮扎或灸。

【主治】牙疼、牙齦浮腫、目黃、口乾、口眼歪斜、三叉神
經疼痛、顏面神經麻痺。

為大腸經之滎穴。

 進 階

> 沿皮扎即在穴位前１分，然後以４５度角斜扎入穴
> 道。

## • （三）三間穴 •

【穴位】在手食指本節後，正當大筋與第二掌骨間凹陷處是
穴。

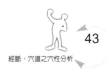

【扎針】3～5分或灸。

【主治】牙疼、牙齦浮腫、三叉神經疼痛、食指不用、牙周病。

為大腸經之俞穴。

### 進 階

一、三叉神經痛很痛苦，針灸療法最有效（詳《針灸實務寶典》，生智出版）。

二、食指不用症，係指食指不能彎曲。

三、牙周病中醫叫牙疳，內外服用效果佳。外用：蘆薈末1錢，甘草末6分、砒霜末1分燒存性，共同混拌後塗在患部，外用二週可癒。內服：涼膈散。

四、燒存性：把大黑棗核挖出核仁，在核仁空位處，放入1分砒霜末，用火燒盡成灰燼，此灰叫燒存性。（1錢＝3.75g）

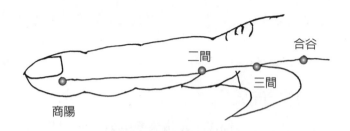

二間　　合谷

三間

商陽

**右食指側視圖**

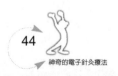

## （四）合谷穴

【穴位】在手大拇指與食指交縫橫紋盡處，外後１分，正當虎口肌肉最凸起處是穴。

【扎針】５～８分，可透勞宮，後谿或灸（孕婦禁針，電子針亦禁止）。

【主治】頭痛、偏頭痛、一切腦病、腦神經衰弱、失眠、健忘、耳鳴、精神病、高血壓、動脈硬化症、中風、半身不遂、顏面神經麻痺、三叉神經疼痛、眼科病、鼻炎、牙痛、黑斑、青春痘、顏面美容、頸部瘰癧、感冒、發燒、咳嗽、肺炎、支氣管炎、氣喘、一切心臟病、五指不用。

為大腸經之原穴。

為四總穴之一，面口合谷收。

為顱腦及胸腔、拔牙之重要麻醉穴。

### 進 階

一、合谷配內關為腦部開刀之麻醉穴。

二、補合谷瀉三陰交可作墮胎。

三、補三陰交瀉合谷作為安胎。

四、孕婦肚皮，男如釜（鼎），女如箕（畚箕）。

五、補者弱刺激，瀉者強刺激，平補平瀉者中刺激。

六、五指不用時針合谷、大陵、內關最有效。

七、從橫膈膜以上到頭頂，皆為合谷管區，扎針合谷效果最明顯。

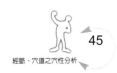

經脈、穴道之穴性分析

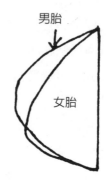

男胎

女胎

男胎女胎圖

## （五）陽谿穴

【穴位】從合谷穴直上 2 寸，在腕關節橈骨側正中央，正當
兩大筋間凹陷處是穴。或拇指往上翹，則腕關節有
大凹陷。

【扎針】 3～5 分，或灸。

【主治】三叉神經疼痛、顏面神經麻痺、中風、半身不遂、
腕關節扭傷、狂笑。

為大腸經之經穴。

### 進 階

左腦病變時，致右手右腳癱瘓，故治療時，頭部以左
側為主。

神奇的電子針灸療法

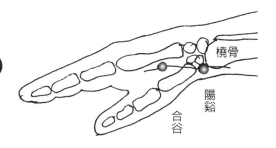

右手腕左側視圖

橈骨

陽谿

合谷

## ●（六）偏歷穴 ●

【穴位】兩手虎口對虎口，自然交叉，則中指尖在橈骨上，
　　　　正當尖骨後凹陷處是穴。

【扎針】2～3分，或灸。

【主治】爲利尿要穴，主全身水腫、腳氣、小便不利、顏面
　　　　神經麻痺、三叉神經疼痛、顏面諸疾、感冒、發燒
　　　　、頭痛、咽乾。
　　　　爲大腸經之絡穴。

## ●（七）溫溜穴 ●

【穴位】由偏歷穴直上2寸，正當大筋與橈骨間，凹陷處是
　　　　穴。

【扎針】3～5分，或灸。

【主治】同偏歷，但主一切急性病。
　　　　爲大腸經之郄穴。

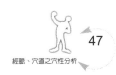

經脈、穴道之穴性分析

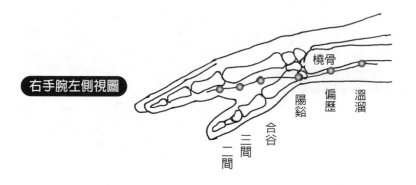

右手腕左側視圖

橈骨

偏歷

溫溜

陽谿

合谷

三間

二間

## ● （八）下廉穴 ●

【穴位】由手三里直下２寸取穴。

【扎針】５～１０分，或灸。

【主治】爲手臂麻木、癱瘓、不舉、扭傷、腸氣、胃潰瘍、
　　　　腹痛。

## ● （九）上廉穴 ●

【穴位】由手三里直下１寸，正當橈骨上緣是穴。

【扎針】５～１０分，或灸。

【主治】爲手臂麻木、癱瘓、不舉、扭傷、腸氣、胃潰瘍、
　　　　腹痛。

## ● （十）手三里穴 ●

【穴位】由曲池穴直下２寸，在橈骨外上緣，正當肌肉凸起

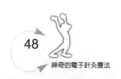

處取穴。

【扎針】5～10分，或灸。

【主治】胃潰瘍、十二指腸潰瘍、手臂麻木、不舉、癱瘓及扭傷特效穴。

### 進　階

一、手臂麻木、扭傷、癱瘓，手三里配外關特效。
二、胃、十二指腸潰瘍，手三里配足三里速效。
三、手癱瘓，扎針手三里配外關穴。

## ● （十一）曲池穴 ●

【穴位】在手肘關節外，正當橈骨與肱骨關節上緣凹陷處是穴。

【扎針】5～10分，也可透尺澤、曲澤、少海或灸。

【主治】為清熱解毒要穴、主全身性之皮膚病、諸瘡、疔、痘、癰（台語鷹仔）、瘰癧（台語利力）、化學或藥物中毒所引起的皮膚病、高燒、目弦、耳痛、中風、半身不遂、三叉神經疼痛、黑斑、青春痘、顏面美容、手肘關節痛、感冒特效。

為大腸經之合穴。

一、曲池配天井、血海、三陰交、太沖、復溜可治全
　　身性皮膚病，意即清熱解毒。
二、合穴是主治本經內的一切慢性病。

## ● （十二）肘髎穴 ●

【穴位】由曲池穴直上１．５寸，在肱骨外上緣是穴。

【扎針】７～１０分，或灸。

【主治】手臂疼痛、麻木、不舉、手肘關節痛、嗜臥。

## ● （十三）五里穴 ●

【穴位】由曲池穴直上３寸，正當肱骨外上緣取穴。

【扎針】禁針可灸，但不宜太久。

【主治】目脹氣逆、肘臂疼痛。

進 階

一、五里穴同為動脈所在，扎針時會扎到動脈而引發
　　內出血致死，故有「針於室，死於堂」之說。
二、五里穴雖禁針，但電子針灸器，無針插入皮下，
　　故無妨。

## （十四）臂臑穴

【穴位】在上臂三角肌下緣正中央，正當肌肉溝中凹陷處是
　　　　穴。

【扎針】5～10分，由下往上斜扎或灸。

【主治】為一切眼疾之特效穴，是青光眼的祕穴、三角肌萎
　　　　縮、臂痛無力、頸項拘急。

治眼疾，臂臑配晴明、合谷、光明、絲竹空。

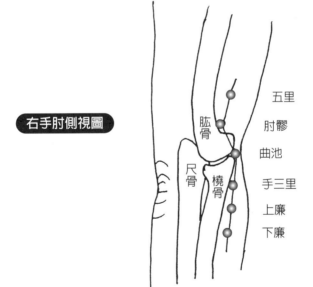

右手肘側視圖

五里
肘髎
曲池
手三里
上廉
下廉

肱骨
尺骨
橈骨

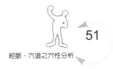

## ● （十五）肩髃穴 ●

【穴位】在肩關節中，舉臂有大凹陷處是穴。

【扎針】5～7分，或灸。

【主治】五十肩、肩關節痠痛、手臂不舉。

 進 階

> 一、五十肩又稱肩凝症，是年齡接近五十歲所產生的
>    肩臂不舉，不得伸屈謂之。
> 二、治五十肩，以肩髃配對側之伏免、風市有效。

## ● （十六）巨骨穴 ●

【穴位】在肩峰凸起後之鎖骨與肩胛骨開岐凹陷處是穴。

【扎針】5～7分，不可過深或灸。

【主治】五十肩、肩關節痠痛、肩臂痠痛、手臂不舉、驚癇。

進 階

> 針過深恐傷及肺葉。

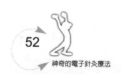

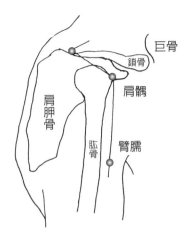

右肩側視圖

巨骨
鎖骨
肩髃
肩胛骨
肱骨
臂臑

## （十七）天鼎穴

【穴位】由扶突穴直下１寸處取穴。

【扎針】２～３分，不可過深或灸。

【主治】手臂不舉、頸部瘰瘤、耳鳴、顏面諸疾。

進 階

針過深會傷及氣管，更要避開動脈。

## （十八）扶突穴

【穴位】由廉泉穴旁開３寸，正當胸鎖乳突肌側緣凹陷處是
穴。

【扎針】２～３分，不可過深或灸。

【主治】手臂不舉、頸部瘰瘤、耳鳴、喘息、顏面諸疾。

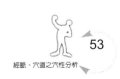

## 進 階

一、 針過深會傷及氣管，更要避開動脈。

二、 人的頸部有三條大動脈，左右各一條，後面一條。

三、 頸左右大動脈若硬化，容易腦中風，後頸大動脈
　　 若硬化，腦壓會升高而發生頸筋僵硬現象。

四、 胸鎖乳突肌，在頸項左右兩側，各有一條肌肉，
　　 人在生氣大聲吼叫時，這兩條肌肉會特別突出。

五、 癭瘤即甲狀腺腫。

## （十九）禾髎穴

【穴位】由人中（水溝）穴旁開 5 分，在鼻孔外壁下 1 分處
　　　　取穴。

【扎針】2～3 分，由內往外沿皮扎針，禁灸。

【主治】鼻塞不聞香臭、口噤不開、口眼歪斜、顏面神經麻
　　　　痺、三叉神經疼痛。

## 進 階

一、 三叉神經第三叉經過禾髎穴。

二、 男人最好的臉型是髮際到印堂佔 1／3 長，印堂
　　 到鼻尖佔 1／3 長，鼻尖到下巴佔 1／3 長。

三、 額部發白是肺部有病，發黑是腎臟有病，灰臉是
　　 肝部有病，臉黃是慢性腸胃炎或脾有病，眼黃也
　　 屬於肝部有病。

## （二十）迎香穴

【穴位】由鼻翼盡處往外，作一水平線與笑溝交點是穴。

【扎針】2～3分，禁灸。

【主治】為一切鼻病之特效穴，顏面神經麻痺、三叉神經疼痛、顏面美容、顏面風動蟲行。

### 進 階

一、 顏面好像有微風吹拂或小蟲在面部爬行的感覺，抓癢後馬上又癢，尤其鼻孔四周為甚，是為顏面風動蟲行。

二、 有此症狀者，大概是面部過敏，有可能來自化粧品、空氣或飲食。

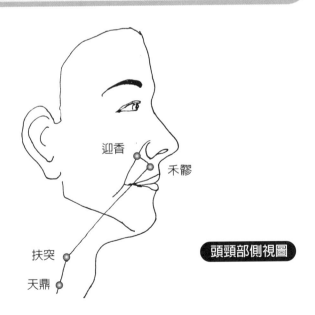

迎香
禾髎
扶突
天鼎

頭頸部側視圖

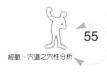

經脈、穴道之穴性分析

# 三、手少陰心經 9穴左右共18穴

心經主一切心臟病及冠狀動脈諸疾，如心臟衰弱、心律不整、怔忡、心肌缺氧、狹心症、心絞痛、心肌梗塞（麻痺）、心室肥大（心臟擴大）。

主血管如全身多汗、掌心多汗症及無汗症。

主一切精神病，如精神分裂症、妄想症、腦神經衰弱、失眠、燥鬱等。

心經與小腸經互為表裡經。

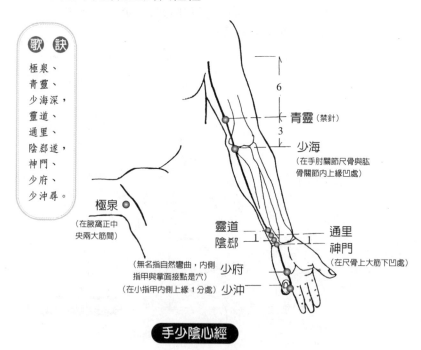

**歌訣**

極泉、
青靈、
少海深，
靈道、
通里、
陰郄遂，
神門、
少府、
少沖尋。

極泉
（在腋窩正中央兩大筋間）

青靈（禁針）

少海
（在手肘關節尺骨與肱骨關節內上緣凹處）

靈道
陰郄
少府
少沖

通里
神門
（在尺骨上大筋下凹處）

（無名指自然彎曲，內側指甲與掌面接點是穴）
（在小指甲內側上緣1分處）

**手少陰心經**

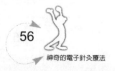

神奇的電子針灸療法

## ● （一）極泉穴 ●

【穴位】在腋窩正中央，正當兩大筋間凹陷處取穴。

【扎針】3～5分，避開動脈或灸。

【主治】爲狐臭特效穴及一切心臟病。

### 進　階

一、　有狐臭者，必有濕耳屎（台語溶耳）。
二、　治狐臭芳香丸速效（詳《針灸實務寶典》397頁）。

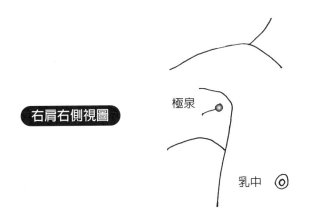

右肩右側視圖

極泉

乳中

## ● （二）青靈穴 ●

【穴位】由極泉穴直下6寸，在肱骨內側正中央線上取穴。

【扎針】禁針，可作灸治，但電子針灸器可用。

【主治】頭痛、目黃、肩臂不舉。

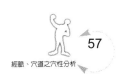

## 進　階

一、　青靈穴下有動脈，怕會傷及動脈引發內出血。

二、　將手臂自然下垂，微內壓胸部，則青靈穴與乳中
　　　重疊。

## ● （三）少海穴 ●

【穴位】在尺骨與肱骨之肘關節，內上緣凹陷處是穴。

【扎針】5～8分，或灸。

【主治】久年心臟病、面赤、眼赤、舌赤、手肘關節痠痛、
　　　　手臂顫抖、巴金森氏症。

　　　　爲心經之合穴。

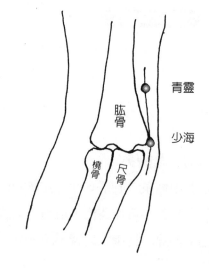

右手肘前視圖

青靈

少海

肱骨

橈骨

尺骨

神奇的電子針灸療法

## ● （四）靈道穴 ●

【穴位】由神門穴直上１．５寸，正當大筋下，尺骨上凹陷處
是穴。

【扎針】５～８分，或灸。

【主治】一切心臟病、精神病。

為心經之經穴。

## ● （五）通里穴 ●

【穴位】由神門直上１寸，正當大筋下，尺骨上凹陷處是穴。

【扎針】５～８分，或灸。

【主治】一切心臟病、精神病、肚腹疼痛、腸炎瀉痢諸疾。

## ● （六）陰郄穴 ●

【穴位】由神門直上５分，正當大筋下，尺骨上凹陷處是穴。

【扎針】５～７分，或灸。

【主治】同通里穴，但主一切急性病。

為心經之郄穴。

## ● （七）神門穴 ●

【穴位】在掌後橫紋尺骨側端盡處，正當大筋下，尺骨上凹
陷處是穴。

【扎針】３～５分，或灸。

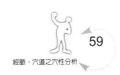

【主治】一切心臟病、心悸、怔忡、心律不整、心室肥大、
　　　　心肌梗塞、精神分裂症、妄想症、燥鬱症、腦神經
　　　　衰弱、失眠、健忘、多汗症、無汗症。
　　　　為心經之原穴。

進　階

> 每次治療取穴，靈道、通里、陰郄、神門、僅能取
> 一至二穴，不可四穴全取。

## （八）少府穴

【穴位】自然半握拳，則無名指外側指縫，在掌心接觸處，
　　　　介於第四、五掌骨開岐間是穴。

【扎針】3～5分，或灸。

【主治】一切心臟及休克昏迷之急救、高燒、面赤、眼赤、
　　　　舌赤、掌心熱、多汗、無汗、鵝掌風。
　　　　為心經之滎穴。

進　階

> 一、　滎穴有消炎、退熱之效果。
> 二、　鵝掌風即掌心無汗症，容易龜裂，如富貴手。
> 三、　鵝掌風扎針內關、大陵、合谷、少府（勞宮）。
> 四、　掌心多汗症針上四穴加上陰郄、溫溜。

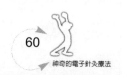

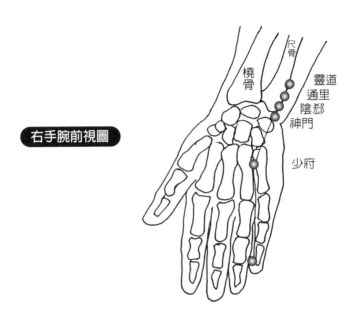

右手腕前視圖

尺骨

橈骨

靈道
通里
陰郄
神門

少府

## ● （九）少沖穴 ●

【穴位】在手小指指甲內側 1 分處是穴。

【扎針】1 分，或放血或灸。

【主治】一切休克昏迷之急救、高燒、驚厥、心下滿、眼赤
、口熱。

為心經之井穴。

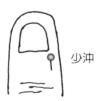

左手小指前視圖

少沖

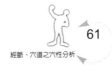

# 四、手太陽小腸經 19穴左右共38穴

小腸經主一切心臟與小腸諸疾。

主一切熱症，黃疸、體內瘀熱，一切眼疾、肩背痠痛、頸項強、手臂麻木。

主一切腦疾、耳疾。

小腸經與心經互為表裡經。

---

**歌　訣**

一十九穴手太陽，少澤、前谷、後谿藪，腕骨、陽谷、養老繩，支正、小海、外輔肘，肩貞、臑俞、接天宗，髎外秉風、曲垣首，肩外俞、連肩中俞，天窗、仍與天容偶，銳骨之端上顴髎，聽宮、耳前珠上走。

---

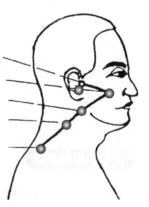

（在耳屏尖前之凹處，開口才可取穴）**聽宮**
（在顴骨下緣凹處，直對眼外眥是穴）**顴髎**
（在下頷曲頰後緣之耳下溝處是穴）**天容**
（廉泉旁開4寸，即廉泉與耳垂交點）**天窗**
**肩中俞**

**手太陽小腸經（一）**

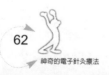

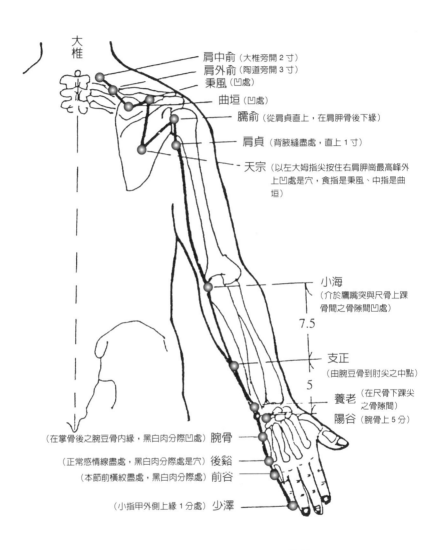

大椎

肩中俞（大椎旁開2寸）
肩外俞（陶道旁開3寸）
秉風（凹處）
曲垣（凹處）
臑俞（從肩貞直上，在肩胛骨後下緣）
肩貞（背腋縫盡處，直上1寸）
天宗（以左大姆指尖按住右肩胛崗最高峰外
上凹處是穴，食指是秉風、中指是曲
垣）

小海
（介於鷹嘴突與尺骨上踝
骨間之骨隙間凹處）

7.5

支正
（由腕豆骨到肘尖之中點）

5

養老（在尺骨下踝尖
之骨隙間）
陽谷（腕骨上5分）

（在掌骨後之腕豆骨內緣，黑白肉際凹處）腕骨
（正常感情線盡處，黑白肉際處是穴）後谿
（本節前橫紋盡處，黑白肉際處）前谷
（小指甲外側上緣1分處）少澤

**手太陽小腸經（二）**

經脈、穴道之穴性分析

## ●（一）少澤穴 ●

【穴位】在手小指指甲外側1分處是穴。

【扎針】1分或放血或灸。

【主治】為乳腺炎、乳部腫瘤特效穴，隆乳、高熱、心下滿、一切休克昏迷之急救。

為小腸經之井穴。

### 進 階

一、 隆乳扎針少澤、肩井、膻中，灸足三里、膺窗有效。

二、 扎針肩井容易暈針，須先針足三里以配。

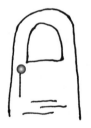

**左手小指前視圖**　　　少澤

## ●（二）前谷穴 ●

【穴位】在手小指本節前，黑白肉分際處，正當本節橫紋盡處是穴。

【扎針】2～3分，由前往後沿皮扎或灸。

【主治】高熱、乳腺炎、中耳炎、肩背痠痛、頸項強。

為小腸經之滎穴。

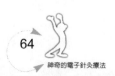

此穴沿皮扎，是將穴位黑白肉皮膚拉起，然後由指
前往腕方向扎針。

## ● （三）後谿穴 ●

【穴位】在手小指本節後，大筋與第五掌骨間凹陷處，正當
掌紋感情線盡處是穴。

【扎針】5～8分或灸。

【主治】為退熱要穴、暴聾特效穴、肩背痠痛、坐骨神經疼
痛、頸項強、小指麻木。
為八脈交會穴之一。

進 階

一、 全身背後百病，如落枕、頸項強、痠痛等，扎
針後谿配申脈，委中或放血。
二、 八脈交會後谿通於督脈。
三、 退熱要針後谿配合谷、曲池。

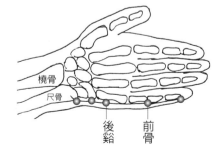

右手背前視圖

橈骨
尺骨
後谿
前骨

## ● （四）腕骨穴 ●

【穴位】在掌後腕豆骨前緣，黑白肉分際凹陷處是穴。

【扎針】3～5分，或灸。

【主治】黃疸病特效穴，一切耳疾、肩背痠痛、頸項強、手
臂不舉。

為小腸經之原穴。

> 黃疸即體內有瘀熱。

## ● （五）陽谷穴 ●

【穴位】在腕關節尺骨側正中央，正當兩大筋凹陷處是穴。

【扎針】3～5分，或灸。

【主治】腕關節扭傷、肩背痠痛、頸項強、手臂不舉、腰
痛、坐骨神經疼痛。

為小腸經之經穴。

## ● （六）養老穴 ●

【穴位】在尺骨下，正當踝尖之骨隙間是穴。

【扎針】2～3分，反手取穴或灸。

【主治】為一切眼疾之特效穴，尤其以老花眼、視力減退最
佳、流眼淚、目視不明、臂肘之外廉痠痛。

為小腸經之郄穴。

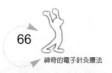

**進 階**

反手取穴是將手臂置於胸前，手背向上慢慢向外翻轉，則踝尖分裂為二，穴道在隙中。

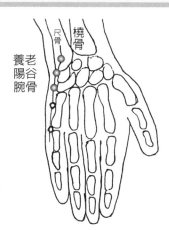

尺骨　橈骨

養老
陽谷
腕骨

**右手背前視圖**

## ● （七）支正穴 ●

【穴位】由陽谷穴直上５寸，在尺骨與大筋間是穴。或由腕豆骨到肘尖之中點為支正穴。

【扎針】５～１２分，或灸。

【主治】一切心臟病之特效穴，耳鳴、頸腫、肩背痠痛、頸項強、手臂麻木顫抖。

為小腸經之絡穴。

## ● （八）小海穴 ●

【穴位】介於鷹嘴突與尺骨上踝骨間，正當兩骨隙間凹陷處是穴。

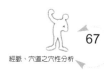

【扎針】２～３分，或灸。

【主治】手臂顫抖、不舉、痠痛。

　　　　爲小腸經之合穴。

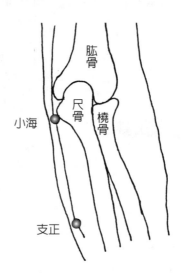

右手肘後視圖

肱骨

尺骨

橈骨

小海

支正

## ● （九）肩貞穴 ●

【穴位】由背後腋縫盡處，直上１寸是穴。

【扎針】１０～１２分，禁灸。

【主治】五十肩（肩凝症）、肩背痠痛、頸項強。

## ● （十）臑俞穴 ●

【穴位】由肩貞穴直上，正當肩胛骨後下緣凹陷處是穴。

【扎針】１０～１２分，或灸。

【主治】五十肩（肩凝症）、肩背痠痛、頸項強。

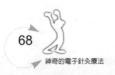

## ● （十一）天宗穴 ●

【穴位】用左手大姆指指尖，按住病人右肩胛崗內下最高峰，
　　　　正當外上緣凹陷處是穴。

【扎針】3～5分，或灸。

【主治】肩背痠痛、肘外後廉疼痛。

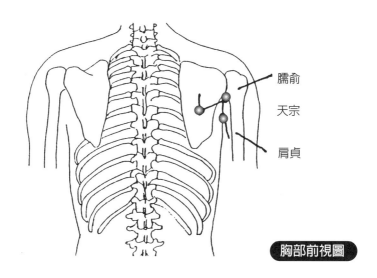

臑俞

天宗

肩貞

**胸部前視圖**

## ● （十二）秉風穴 ●

【穴位】用左手大姆指指尖，按住病人右肩天宗穴，則五指
　　　　自然張開，食指指尖落在肩胛崗上緣凹陷處是穴。

【扎針】3～5分，或灸。

【主治】肩背痠痛、肘外後廉疼痛。

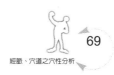

經脈、穴道之穴性分析

## ● （十三）曲垣穴 ●

【穴位】用左手大姆指指尖，按住病人右肩天宗穴，則五指
　　　　自然張開，食指指尖落在秉風穴，中指半彎曲，則
　　　　指尖按在肩胛崗內側左上緣，凹陷處是穴。

【扎針】3～5分，或灸。

【主治】肩背痠痛、肘外後廉疼痛。

## ● （十四）肩外俞穴 ●

【穴位】由陶道穴旁開3寸是穴。

【扎針】5～7分，或灸。

【主治】肺炎、肺氣腫、肩背痠痛、五十肩、手臂不舉、頸
　　　　項強。

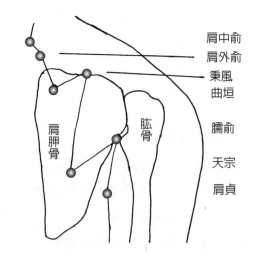

右肩胛正視圖

肩中俞
肩外俞
秉風
曲垣
臑俞
天宗
肩貞

肩胛骨　肱骨

神奇的電子針灸療法

## ● （十五）肩中兪穴 ●

【穴位】由大椎穴旁開２寸是穴。

【扎針】５～７分，或灸。

【主治】肺炎、肺氣腫、肩背痠痛、五十肩、手臂不舉、頸
項強。

## ● （十六）天窗穴 ●

【穴位】由廉泉穴旁開４寸，正當胸鎖乳突肌正中央點是穴。
或由廉泉作一水平線與耳垂，作垂線之交點是穴。

【扎針】３～５分，或灸。

【主治】為突然性的呼吸停止之急救要穴、頸瘰腫痛、肩項
強直。

### 進 階

突然性的呼吸停止，急救時使用電極，在兩側天窗
強刺激，具有刺激延腦再呼吸的功能。

## ● （十七）天容穴 ●

【穴位】在下頜曲頰後緣，正當耳下溝中凹陷處是穴。

【扎針】３～５分，避開動脈，由後往前斜扎或灸。

【主治】耳鳴、頸瘰腫痛、頸部淋巴腺腫、腮腺炎、舌下腺
炎、頷下腺炎。

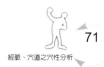

71

經脈、穴道之穴性分析

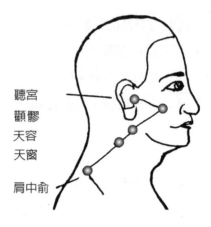

頭頸部側視圖

聽宮
顴髎
天容
天窗

肩中俞

## （十八）顴髎穴

【穴位】在顴骨下緣，直對眼外眥，凹陷處是穴。

【扎針】3～5分，由下往上斜扎，禁灸。

【主治】為一切腦疾及腦部開刀手術之重要麻醉穴，顏面神經麻痺、口喎、眼潤不止、三叉神經之第二叉、顏面美容。

### 進 階

一、 左半腦開刀之麻醉，扎針顴髎左、配穴合谷右、內關右。

二、 右半腦開刀之麻醉，扎針顴髎右、配穴合谷左、內關左。

三、 中線腦開刀之麻醉，扎針顴髎雙、配穴合谷雙、內關雙。

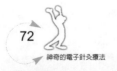

## （十九）聽宮穴

【穴位】在耳屏尖前緣，凹處是穴。

【扎針】5〜7分，開口取穴，拔針或灸。

【主治】一切耳疾之特效穴、失音、蟬鳴、耳聾、美尼爾症。

### 進 階

一、 聽宮穴開口取穴扎針，扎後閉口，下針時也開口取下針頭。

二、 美尼爾症即歐氏管障礙，內耳不平衡所致（詳《針灸實務寶典》）。

三、 美尼爾症，扎針聽宮、外關、中渚、中都、三陰交、合谷、太谿。每次選用2〜3穴，交互使用。

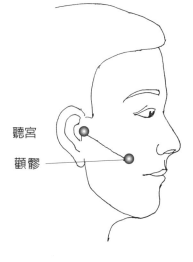

**頭部右側視圖**

聽宮

顴髎

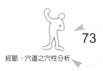

# 五、任脈中行２４穴

任脈主男女一切生殖、泌尿器官諸疾。

主一切腸胃病及一切水腫、鼓脹、腳氣。

主心臟病、肺病、肺氣腫及生育、口齒疾患。

### 歌　訣

任脈三八起會陰、曲骨、中極、關元銳，石門、氣海、陰交仍、神闕、水分、下脘配、建里、中（脘）、上脘相連，巨闕、鳩尾、蔽骨下，中庭、膻中、慕玉堂，紫宮、華蓋、璇璣後，天突、結喉是廉泉，唇下宛宛承漿舍。

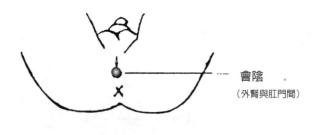

會陰
（外腎與肛門間）

任脈（一）

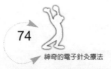

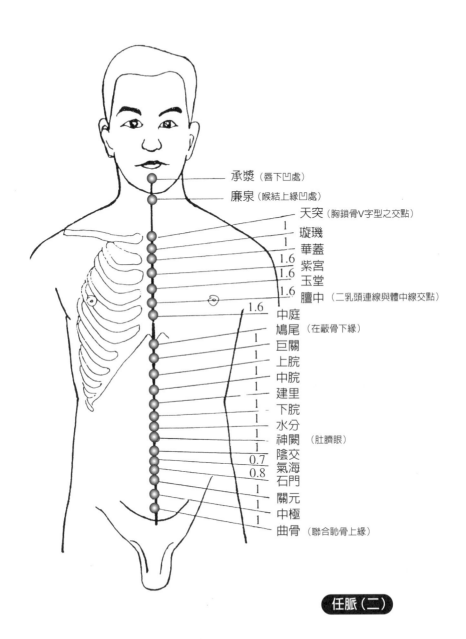

承漿（唇下凹處）

廉泉（喉結上緣凹處）

天突（胸鎖骨V字型之交點）

1　璇璣

1　華蓋

1.6　紫宮

1.6　玉堂

1.6　膻中（二乳頭連線與體中線交點）

1.6　中庭

鳩尾（在蔽骨下緣）

1　巨闕

1　上脘

1　中脘

1　建里

1　下脘

1　水分

1　神闕（肚臍眼）

0.7　陰交

0.8　氣海

石門

1　關元

1　中極

1　曲骨（聯合恥骨上緣）

任脈（二）

75

## （一）會陰穴

【穴位】在胴體最下緣正中央，介於大小便器兩陰之間是穴。
又名海底穴。

【扎針】通常禁針，但緊急時扎 5～7 分或灸。

【主治】一切休克昏迷之急救，諸如上吊、溺水、化學中毒、
煤氣中毒、藥物中毒之急救、無法大小便。

進 階

此穴處敏感地帶，一般為免麻煩，大多不用此穴。

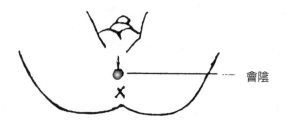

會陰

## （二）曲骨穴

【穴位】由神闕穴直下 5 寸，在恥骨聯合上緣，正中央凹陷
處是穴。（長陰毛的位置）

【扎針】5～8 分，或灸，灸比針更有效。

【主治】一切生殖及泌尿器官諸疾。

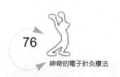

## ● （三）中極穴 ●

【穴位】由神闕穴直下４寸。

【扎針】７～１０分，或灸，灸比針更有效。

【主治】一切生殖及泌尿器官諸疾。爲白帶過多、不孕症之
特效穴。

**進 階**

一、 不孕症扎針中極配胞門、子戶。

二、 關元穴旁開２寸，左爲子戶，右爲胞門。

## ● （四）關元穴 ●

【穴位】由神闕穴直下３寸是穴，又名丹田。

【扎針】７～１０分，或灸，灸比針有效。

【主治】一切生殖及泌尿器官諸疾，爲遺精、陽痿、不孕症
之特效穴。精力減退、冬天怕冷。

**進 階**

一、 治療男性病、婦科病時，中極與關元二穴同時用
效果佳。

二、 糖尿病在治療上，宜灸關元、氣海、足三里、腎
俞諸穴，對病情恢復上有很大的助益。

三、 扎針關元時，應先小便，否則扎針後會有尿意。

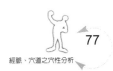

77

經脈、穴道之穴性分析

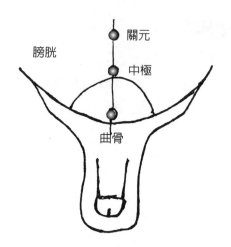

膀胱
關元
中極
曲骨

## ● （五）石門穴 ●

【穴位】由神闕穴直下２寸是穴。

【扎針】５～１０分，或灸。但婦女禁針及灸。

【主治】一切胃腸病、腹脹堅硬、小腹疼痛、水腫氣淋。

絕孕穴在石門穴下３分，針灸石門穴時，容易觸及
絕孕穴，因此婦女禁針及灸，避免不孕的麻煩。

## ● （六）氣海穴 ●

【穴位】由神闕穴直下１.５寸是穴。

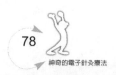

【扎針】５〜１０分，或灸。

【主治】為利尿及減肥要穴，主全身水腫、下焦虛冷、腳氣
、腸炎、瀉痢。

## ● （七）陰交穴 ●

【穴位】由神闕穴直下１寸是穴。

【扎針】５〜１０分，或灸。

【主治】全身水腫、下焦虛冷、腳氣、腸炎、瀉痢。

 進 階

> 治腳氣病，可扎針水分配陰交或氣海穴。

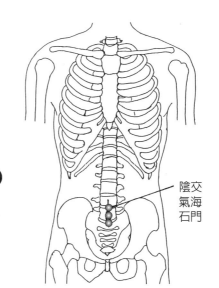

體幹前視圖

陰交
氣海
石門

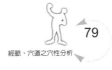

## ● （八）神闕穴 ●

【穴位】正當肚臍的中央部位。

【扎針】通當禁針，但常用填鹽灸或隔藥餅灸、隔羌灸、拔
火罐。

【主治】肚腹脹氣、腹中虛冷、絞痛、消化不良、腸絞痛。


## ● （九）水分穴 ●

【穴位】由神闕穴直上1寸是穴。

【扎針】5～10分，或灸。

【主治】主全身水腫、下焦虛冷、腳氣、腸炎、瀉痢。


## ● （十）下脘穴 ●

【穴位】由神闕穴直上2寸是穴。

【扎針】5～10分，或灸。

【主治】胃酸過多、胃潰瘍、胃脹氣、急慢性胃炎、胃下垂
、十二指腸潰瘍。

 進 階

胃酸過多扎針公孫，抑制胃酸分泌。

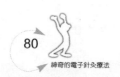

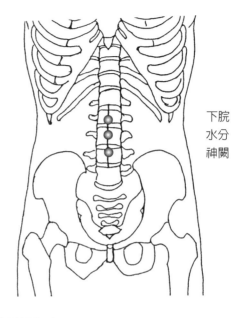

體幹前視圖

下脘
水分
神闕

### ● （十一） 建里穴 ●

【穴位】由神闕穴直上３寸是穴。

【扎針】５～１０分，或灸。

【主治】同下脘穴。

### ● （十二） 中脘穴 ●

【穴位】由神闕穴直上４寸是穴。

【扎針】５～１０分，或灸。

【主治】六腑諸疾，諸如胃、大腸、小腸、膽、膀胱、三焦
　　　　等毛病、心下滿。

　　　　爲八會穴之一。

進　階

八會穴之腑會中脘。

## ●（十三）上脘穴 ● 

【穴位】由神闕穴直上5寸是穴。

【扎針】5～10分，或灸。

【主治】同中脘穴。

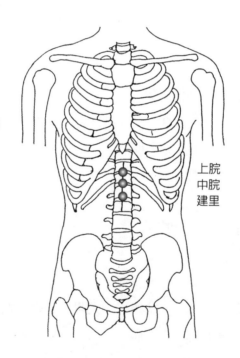

體幹前視圖

上脘
中脘
建里

神奇的電子針灸療法

## （十四）巨闕穴

【穴位】由神闕穴直上6寸是穴，或鳩尾穴下1寸是穴。

【扎針】3～5分，不可過深或灸。

【主治】肝硬化、腫大、腹水、胃脹氣、食道痙攣、心絞痛、
　　　　氣喘。

### 進 階

一、　巨闕穴扎針太深，會刺傷心臟。
二、　氣喘不止，針內關、灸巨闕、陽池、膻中。
三、　胃脹痛，扎針內關、足三里、公孫，若未能止痛
　　　加針上、下巨虛。
四、　胃出血、潰瘍、十二指腸潰瘍，將白皮地瓜含皮
　　　榨汁、去渣，取汁加蜂蜜、白開水，當飲料喝有
　　　效。

## （十五）鳩尾穴

【穴位】在胸骨下，劍突下緣正中央凹陷處是穴。

【扎針】3～5分，或灸。

【主治】心臟病、心絞痛、狹心症、心驚悸、胸腹諸痛。
　　　　為任脈之絡穴。

## （十六）中庭穴

【穴位】由膻中穴直下１．６寸是穴。

【扎針】２～３分，或灸。

【主治】心臟病、心絞痛、狹心症、心驚悸、胸腹諸痛。

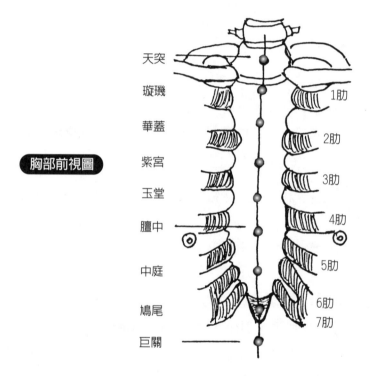

胸部前視圖

天突
璇璣　　　　　　　　　　　1肋
華蓋　　　　　　　　　　　2肋
紫宮　　　　　　　　　　　3肋
玉堂
膻中　　　　　　　　　　　4肋
中庭　　　　　　　　　　　5肋
鳩尾　　　　　　　　　　　6肋
　　　　　　　　　　　　　7肋
巨闕

## （十七）膻中穴

【穴位】兩手高舉過頭，則兩乳頭之聯線與胸骨正中央線之
　　　　交點是穴。

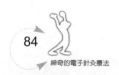

神奇的電子針灸療法

【扎針】2～3分，由下往上沿皮扎或灸。

【主治】為氣喘特效穴，中氣不足、胸悶、呼吸困難、心臟
衰弱、肺炎、支氣管炎、乳腺炎、高熱。

為八會穴之一，氣會膻中。

進　階

一、　中氣不足，扎針膻中、內關、合谷，或補中益
氣湯4g，小孩減半內服。

二、　八會穴之氣會膻中。

三、　發高燒退熱，冰枕及膻中穴扎針特佳。

● （十八）玉堂穴 ●

【穴位】由膻中穴直上1.6寸是穴。

【扎針】2～3分，由下往上沿皮扎或灸。

【主治】中氣不足、胸悶、呼吸困難、心臟衰弱、肺炎、支
氣管炎、乳腺炎、高熱。

進　階

肋骨間距相隔1.6寸。

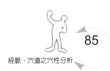

經脈、穴道之穴性分析

## ● （十九）紫宮穴 ●

【穴位】由膻中穴直上３.２寸是穴。

【扎針】２〜３分，由下往上沿皮扎或灸。

【主治】心臟病、肺病、肋間神經痛。

## ● （二十）華蓋穴 ●

【穴位】由膻中穴直上４.８寸是穴。

【扎針】２〜３分，由下往上沿皮扎或灸。

【主治】肺炎、支氣管炎、咳嗽、氣喘、肋間神經痛。

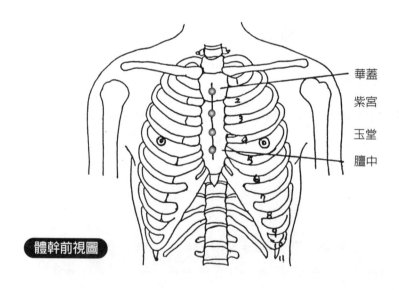

華蓋
紫宮
玉堂
膻中

體幹前視圖

## ● （二十一） 璇璣穴 ●

【穴位】由天突穴直下1寸是穴。

【扎針】2～3分，由下往上沿皮扎或灸。

【主治】咳嗽、多痰、肺炎、支氣管炎。


## ● （二十二） 天突穴 ●

【穴位】在胸骨最上緣，正中央開叉凹陷處是穴。

【扎針】2～3分由上往下，拉皮沿皮骨間再扎深7分或灸。

【主治】為氣喘特效穴。


### 進 階

氣喘嚴重只能坐，不能躺著睡覺時，可以灸中庭、
膻中、玉堂、紫宮、璇璣、天突各穴，每穴約5分
鐘。

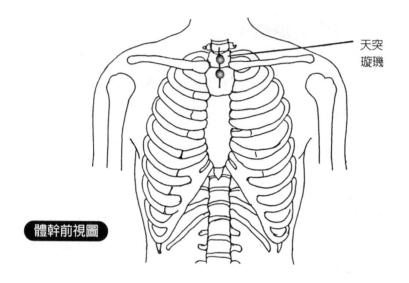

天突
璇璣

體幹前視圖

## ● （二十三）廉泉穴 ●

【穴位】在甲狀軟骨上緣，正中央之V字型開岐凹陷處是穴。

【扎針】2～3分，或灸。

【主治】中風不語、聲啞、失音、舌下腫難言語、聲帶麻痺。

### 進　階

一、　廉泉穴，口吞口水時會上下移動。
二、　甲狀腺分泌過少會大脖子。
三、　甲狀腺分泌過多會眼突、冒冷汗，可扎針甲狀
　　　腺1.2.3.4.耳針穴位。

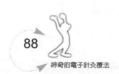

四、 咽喉腫：桔梗、麥門冬、甘草沖冰糖冷服當開水。

五、 魚尾、額紋：灸阿是穴有效。

六、 咽喉保養：澎大海、淡竹葉、菊花沖冰糖冷服當開水。

七、 痠痛：灸阿是穴有效。

八、 發高燒、血壓180以上禁灸。

# （二十四）承漿穴

【穴位】在下巴正中央凹陷處是穴。

【扎針】2～3分，或灸。

【主治】口眼喎斜、口噤不開、顏面神經麻痺、三叉神經疼痛。

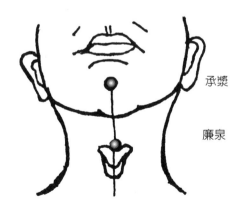

承漿

廉泉

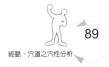

經脈、穴道之穴性分析

# 六、督脈 中行27穴

　　督脈主一切腦與脊髓諸疾，總督全身之運動系統、頭、頸項、肩背、腰骶、坐骨神經及四肢。

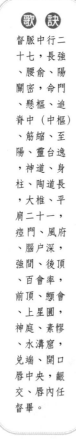

**歌　訣**

督脈中行二十七，長強、腰俞、陽關密，命門、懸樞、追脊中（中樞）、筋縮、至陽、靈台逸，神道、身柱、陶道長，大椎、平肩二十一，瘂門、風府、腦戶深，強間、後頂、百會率，前頂、顖會、上星圓，神庭、素髎、水溝窟，兌端、開口唇中央，齦交、唇內任督畢。

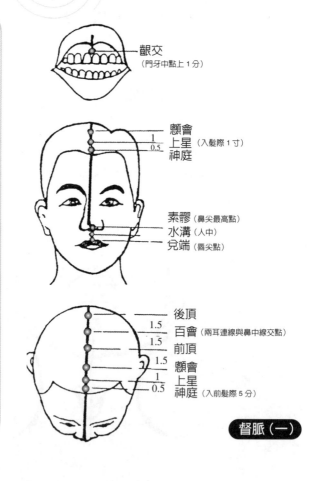

齦交（門牙中點上1分）

顖會
上星（入髮際1寸）
神庭

素髎（鼻尖最高點）
水溝（人中）
兌端（唇尖點）

後頂
百會（兩耳連線與鼻中線交點）
前頂
顖會
上星
神庭（入前髮際5分）

1.5
1.5
1.5
1
0.5

**督脈（一）**

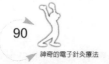

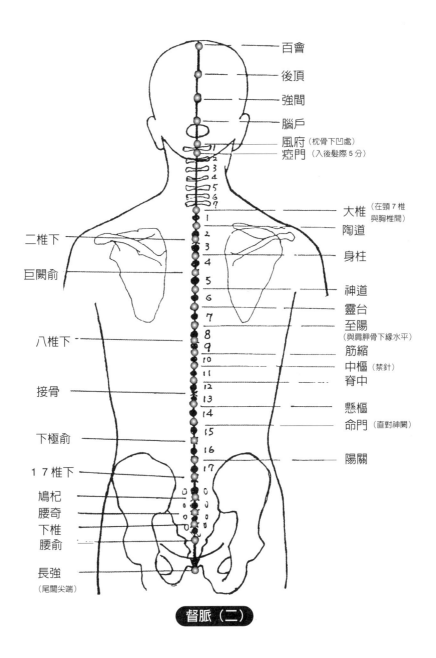

百會

後頂

強間

腦戶

風府（枕骨下凹處）
瘂門 （入後髮際5分）

大椎（在頸7椎
與胸椎間）

陶道

身柱

神道

靈台

至陽
（與肩胛骨下緣水平）

筋縮

中樞（禁針）

脊中

懸樞

命門 （直對神闕）

陽關

二椎下

巨闕俞

八椎下

接骨

下極俞

17椎下

鳩杞
腰奇
下椎
腰俞

長強
（尾閭尖端）

督脈（二）

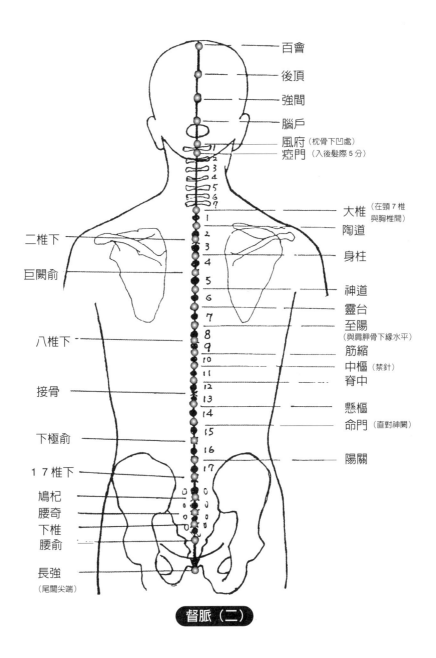

91

經脈、穴道之穴性分析

## • （一）長強穴 •

【穴位】介於尾骶骨骨尖與肛門之間凹陷處是穴。

【扎針】5～10分，由下往上直扎（跪伏）或灸。

【主治】大小便難、脫肛瀉血、痔瘡、痔瘻。

### 進 階

全身扎針最痛處有三穴，即長強、湧泉、睛明。

## • （二）腰俞穴 •

【穴位】介於第21椎下是穴。

【扎針】3～5分，或灸。

【主治】遺尿、頻尿、遺精、陽萎、腎虛腰痛。

## • （三）腰陽關穴 •

【穴位】介於第16、17椎（腰椎第4、5椎）棘突間凹
　　　　陷處是穴。

【扎針】3～5分，或灸。

【主治】為腰部脊椎椎間板突出要穴，坐骨神經疼痛、腎虛
　　　　腰痛。

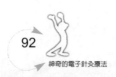

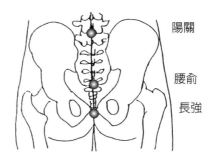

臀部後視圖

陽關

腰俞

長強

## 進 階

一、 坐骨神經疼痛，大多病在第16、17椎間，所以腰陽關扎針最有效。

二、 脊椎扎針方法，應由下往上斜刺，才能刺入穴道，若直刺將刺到脊椎骨，無法入穴。

三、 脊椎扎針不可太深，5～7分便可，若下針時發覺病人四肢有觸電感，便是針刺太深，應速將針上提一點。

四、 所謂骨刺，經X光透視常見脊椎脊突上生出骨刺來，治療時將針由骨刺與脊椎間扎進去，則骨刺會慢慢消失。

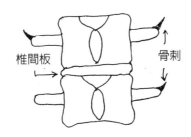

椎間板

骨刺

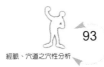

經脈、穴道之穴性分析

## ● （四） 命門穴 ●

【穴位】介於第１４、１５椎（腰椎第２、３椎）棘突間凹
　　　　陷處是穴。

【扎針】３～５分，或灸。

【主治】爲腰部椎間板凸出要穴、坐骨神經疼痛、腎虛腰痛、
　　　　遺尿、頻尿、遺精、陽萎、大便不禁、腦神經衰弱、
　　　　一切婦科病、一切腦疾、脊髓諸疾。


## ● （五） 懸樞穴 ●

【穴位】介於第１３、１４椎（腰椎第１、２椎）棘突間凹
　　　　陷處是穴。

【扎針】３～５分，或灸。

【主治】一切腸胃病、腰痛、坐骨神經疼痛。


## ● （六） 脊中穴 ●

【穴位】介於第１１、１２胸椎，棘突間凹陷處是穴。

【扎針】３～５分或一說禁灸。

【主治】一切腸胃病、腹滿不食、反胃、坐骨神經疼痛、腰
　　　　痛、腦及脊髓諸病。

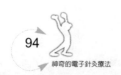

## ● （七）中樞穴 ●

【穴位】介於第１０、１１胸椎，棘突間凹陷處是穴，歌訣
中不唸。

【扎針】３～５分，或灸，另一說禁針。

【主治】腰痛、消化不良、視力減退。

## ● （八）筋縮穴 ●

【穴位】介於第９、１０胸椎，棘突間凹陷處是穴。

【扎針】３～５分，或灸。

【主治】腹中積氣疼痛、瀉痢不止、肝炎、硬化、腫大、腦
及脊髓諸疾。

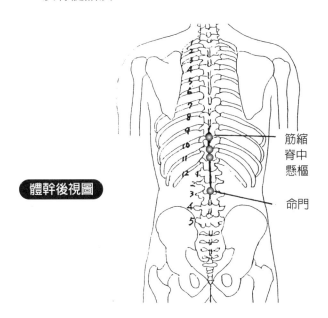

筋縮
脊中
懸樞

命門

體幹後視圖

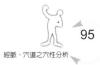

經脈、穴道之穴性分析

## ● （九）至陽穴 ●

【穴位】介於第7、8胸椎，棘突間凹陷處是穴。

【扎針】3～5分，或灸。

【主治】為黃疸病特效穴，腰脊強痛、肩背痠痛、頸項強、
　　　　腦及脊髓諸疾。

### 進 階

一、　腦是否出血，可由脊椎第七節至陽穴抽驗得知。

二、　至陽穴在兩肩胛骨下緣連線中點。

## ● （十）靈台穴 ●

【穴位】介於第6、7胸椎，棘突間凹陷處是穴。

【扎針】3～5分，或放血或灸，一說禁灸，電子針灸器
　　　　無妨。

【主治】腰脊強痛、頸項強、肩背痠痛、腦及脊髓諸疾。

## ● （十一）神道穴 ●

【穴位】介於第5、6胸椎，棘突間凹陷處是穴。

【扎針】3～5分，或放血或灸，一說禁針，但電子針灸器
　　　　無妨。

【主治】肝炎、肝硬化、肝腫大、頸項強、肩背痠痛、腦及
　　　　脊髓諸疾。

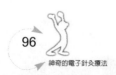

## ● （十二） 身柱穴 ●

【穴位】介於第３、４胸椎，棘突間凹陷處是穴。

【扎針】３～５分，或灸。

【主治】小兒癲癇、肺炎、支氣管炎、肺氣腫、肩背痠痛、
　　　　頸項強、腦及脊髓諸疾。

## ● （十三） 陶道穴 ●

【穴位】介於第１、２胸椎，棘突間凹陷處是穴。

【扎針】３～５分，或灸。

【主治】頭重目眩、肩背強直、痠痛、腦神經衰弱、腦及脊
　　　　髓諸疾。

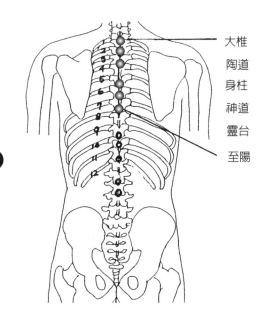

體幹後視圖

大椎
陶道
身柱
神道
靈台
至陽

經脈、穴道之穴性分析

## （十四）大椎穴

【穴位】介於第 7 頸椎與第1胸椎，棘突間凹陷處是穴。

【扎針】3～5分，或灸。

【主治】為退熱要穴，頸項強不得回轉、肩背痠痛、全身癱瘓、半身不遂、瘧疾、腦及脊髓諸疾。

為手三陽經、足三陽經與督脈，共七條陽經之交會穴。

### 進 階

一、 治截癱手法：治截癱不可在折斷的穴位上扎針，應該在折斷穴位的上二椎及下二椎，含左右兩針間距1.5寸扎針，一共六針，示意圖如下。截癱是人由高處往地面掉落或發生碰撞致脊椎折斷，接合後而癱瘓謂之。

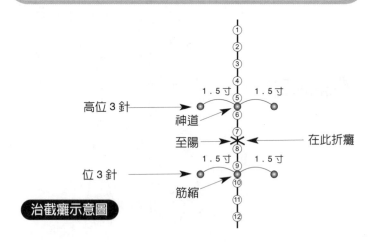

治截癱示意圖

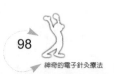

二、 迎隨法：迎而奪之謂之瀉──針由前往後扎，即相對、相向、相衝。隨而濟之謂之補──針由後往前扎，即相隨、相同、相伴。

三、 依解剖生理學，脊椎骨共分２８節：頸椎７節、胸椎１２節、腰椎５節、骶椎４節。依針灸大成一書分：頸椎７節、上椎７節，每椎長１．４１寸，寬皆１寸。中椎７節，每椎長１．６１寸，寬皆１寸。下椎７節，每椎長１．２６寸，寬皆１寸。

四、 從第７椎到１４椎下為止，２、４、８、１２椎下，皆無穴道。從第１５椎到２１椎下，除１６及２１椎下有穴道，餘均無穴道。依針灸大成刺熱論：三椎下（間）主胸熱（肺熱）；四椎下（間）主膈熱（心熱）；五椎下（間）主肝熱；六椎下（間）主脾熱；七椎下（間）主腎熱。

## ● （十五）瘂門穴 ●

【穴位】介於第１、２頸椎，棘突間凹陷處是穴，或風府與髮際中點是穴。

【扎針】３～５分，禁灸。

【主治】失音、聲啞、舌強不語、頭風。

## （十六）風府穴

【穴位】在枕骨粗隆下緣正中央與第1頸椎，棘突間凹陷處是穴。

【扎針】3～5分，由下往上扎，不可過深，禁灸。

【主治】頭風、頭痛、後頭痛、腦神經衰弱、精神病、癲狂、高血壓、頸項強、動脈硬化症、中風、半身不遂。

### 進 階

一、 自律神經失調，扎針風府、風池、痙門最有效。

二、 風府、風池、痙門三穴，不可扎太深，會刺傷延腦，引發呼吸停止之危險。

三、 延腦主生命中樞、呼吸中樞、無經驗者勿扎針此三穴，以免發生意外，但電子針灸器無妨。

## （十七）腦戶穴

【穴位】在後頭部，枕骨粗隆上緣，正中央凹陷處是穴。

【扎針】禁針可灸治，電子針灸器無妨。

【主治】口噤、頭重頸項強直。

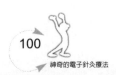

神奇的電子針灸療法

## ● （十八）強間穴 ●

【穴位】由腦戶直上１.５寸，人字骨開岐凹陷處是穴。

【扎針】２～３分，由下往上沿皮扎或灸。

【主治】頭痛欲裂、後頭痛、腦神經衰弱、頸項強直。

### 進 階

一、 頭痛欲裂，針強間配豐隆穴。
二、 頭針一律沿皮扎，不可直扎。直扎會刺傷頭骨及腦部。

## ● （十九）後頂穴 ●

【穴位】由百會穴直後１.５寸是穴。

【扎針】２～３分，沿皮扎或灸。

【主治】後頭痛、頸項強、腦神經衰弱。

## ● （二十）百會穴 ●

【穴位】將兩耳往前對摺，則兩耳尖之聯線與鼻中線之交點是穴。

【扎針】２～３分，沿皮扎或灸。

【主治】頭風頭痛、偏頭痛、全頭痛、頭暈目眩、高血壓、中風不語、一切腦部、精神病、健忘、失眠、腦神

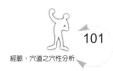

經脈、穴道之穴性分析

經衰弱、半身不遂、四肢癱瘓。

為足太陽經與督脈之交會點，另一說也是手足三陽
與督脈之交會點。

腦積水扎針百會配四神聰、合谷、太谿、三陰交、
陰陵泉。

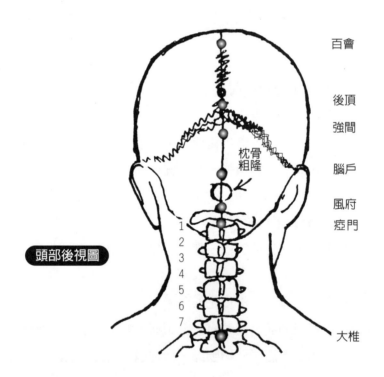

百會

後頂

強間

枕骨
粗隆

腦戶

風府

瘂門

1
2
3
4
5
6
7

頭部後視圖

大椎

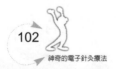

神奇的電子針灸療法

## ● （二十一）前頂穴 ●

【穴位】由百會穴直前１.５寸是穴。

【扎針】２～３分，沿皮扎或灸。

【主治】頭風、偏頭痛、前頭痛。

## ● （二十二）顖會穴 ●

【穴位】由百會穴直前３寸是穴。

【扎針】２～３分，小兒禁針可灸治。

【主治】頭風、前頭痛、偏頭痛、顏面諸疾。

### 進 階

一、 初生嬰兒、幼兒，頭頂會跳動之處就是顖會。

二、 大約八歲以下小兒禁針。

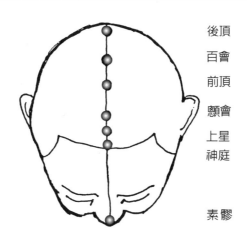

後頂
百會
前頂
顖會
上星
神庭

素髎

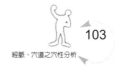

經脈、穴道之穴性分析

## （二十三）上星穴

【穴位】由前面正中央線入前髮際1寸是穴。

【扎針】2～3分，沿皮扎或灸。

【主治】為頭痛、偏頭痛之特效穴，鼻塞、目眩、流涕、眉稜眼痛、顏面諸疾。

 進　階

> 若無髮際者，由印堂直上3寸為髮際。

## （二十四）神庭穴

【穴位】由前面正中央線，入前髮際5分是穴。

【扎針】禁針，可灸，但電子針灸無妨。

【主治】頭風、驚悸。

 進　階

> 一說經常扎針會眼花，穴下有動脈。

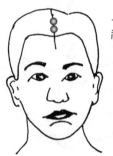

上星
神庭

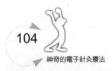

## （二十五）素髎穴

【穴位】在鼻準頭尖部位是穴。

【扎針】1～2分，順鼻樑方向，由下往上扎。

【主治】鼻瘜肉、鼻塞、醉酒、宿醉、酒渣鼻。

### 進 階

醉酒、宿醉扎針素髎配合谷、上星。

## （二十六）水溝穴

【穴位】由鼻柱直下1分，在鼻溝正中央凹陷處是穴。

【扎針】2～3分，由下往上斜扎。

【主治】中風口噤、昏迷急救、腓腸肌痙攣、顏面神經麻痺
、三叉神經疼痛、口眼喎斜。

### 進 階

一、　水溝又名人中，為十三鬼穴之一。

二、　十三鬼穴為：

1.鬼官人中　　2.鬼信少商　　3.鬼疊隱白

4.鬼心大陵　　5.鬼路申脈　　6.鬼枕風府

7.鬼床頰車　　8.鬼市承漿　　9.鬼窟勞宮

10.鬼堂上星　　11.鬼藏男會陰女玉門頭

12.鬼腿曲池　　13.鬼封海泉。

三、　游泳抽筋急救，手指甲掐人中30～60秒可
解除。

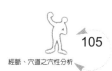

經脈、穴道之穴性分析

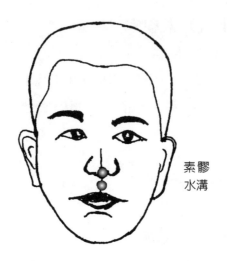

素髎
水溝

## ● （二十七）兌端穴 ●

【穴位】在水溝穴最下緣，正當上唇之嘴珠尖是穴。

【扎針】1～2分，一說扎針不留針又禁灸。

【主治】口噤、口瘡、口臭、消渴、顏面諸疾。

## ● （二十八）齦交穴 ●

【穴位】在上嘴唇與上門牙牙齦間，正當繫帶下緣正中央是
　　　　穴。

【扎針】1～2分，不留針也禁灸。

【主治】上牙痛、牙齦浮腫。

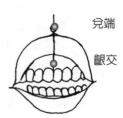

兌端

齦交

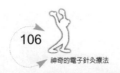

# 七、足陽明胃經 45穴左右共90穴

胃經主一切腸胃病，因為胃腸與小腸，在上巨虛與下巨虛穴位有連帶關係。

主頭痛、偏頭痛、顏面五官諸疾。

主一切痿病、婦科病、痰疾。

胃經與脾經互為表裡經。

四十五穴足陽明，頭維、下關、頰車停，承泣、四白、巨髎經，地倉、大迎、對人迎，水突、氣舍、連缺盆，氣戶、庫房、屋翳屯，膺窗、乳中、連乳根，不容、承滿、梁門起，關門、太乙、滑肉門，天樞、外陵、大巨存，水道、歸來、氣沖次，髀關、伏兔、走陰市，梁邱、犢鼻、足三里、上巨虛、連條口位，下巨虛、跳上豐隆、解谿、沖陽、陷谷中，内庭、屬兑經穴終。

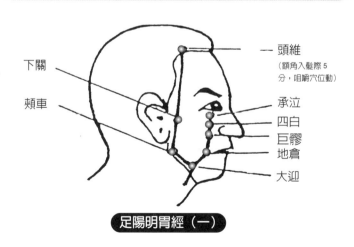

下關
頰車
頭維
（額角入髮際5分，咀嚼穴位動）
承泣
四白
巨髎
地倉
大迎

足陽明胃經（一）

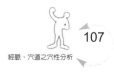

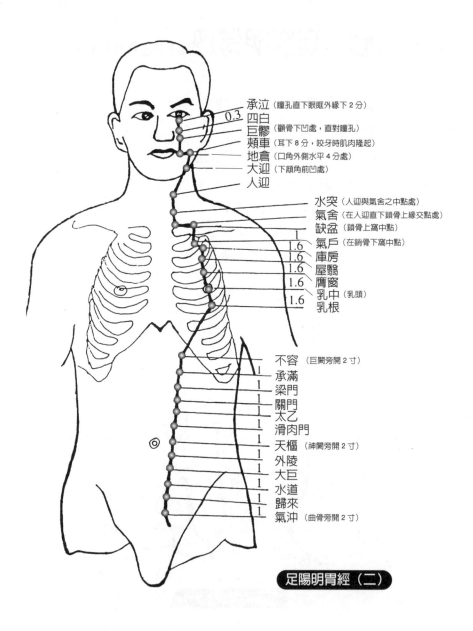

承泣 （瞳孔直下眼眶外緣下 2 分）
0.3
四白
巨髎 （顴骨下凹處，直對瞳孔）
頰車 （耳下 8 分，咬牙時肌肉隆起）
地倉 （口角外側水平 4 分處）
大迎 （下頜角前凹處）
人迎

水突 （人迎與氣舍之中點處）
氣舍 （在人迎直下鎖骨上緣交點處）
缺盆 （鎖骨上窩中點）
氣戶 （在鎖骨下窩中點）
1
1.6 庫房
1.6 屋翳
1.6 膺窗
1.6 乳中 （乳頭）
1.6 乳根

不容 （巨闕旁開 2 寸）
承滿
梁門
關門
太乙
滑肉門
天樞 （神闕旁開 2 寸）
外陵
大巨
水道
歸來
氣沖 （曲骨旁開 2 寸）

足陽明胃經（二）

神奇的電子針灸療法

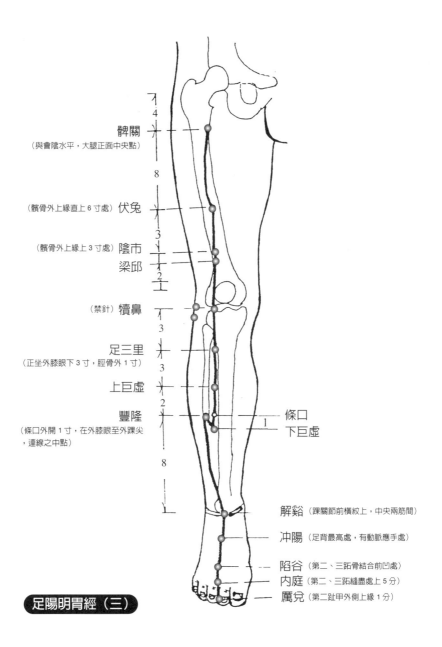

髀關
（與會陰水平，大腿正面中央點）

（髕骨外上緣直上 6 寸處）伏兔

（髕骨外上緣上 3 寸處）陰市
梁邱

（禁針）犢鼻

足三里
（正坐外膝眼下 3 寸，脛骨外 1 寸）

上巨虛

豐隆
（條口外開 1 寸，在外膝眼至外踝尖
，連線之中點）

4
8
3
3
2
2
3
3
2
1
8
1

條口
下巨虛

解谿（踝關節前橫紋上，中央兩筋間）

沖陽（足背最高處，有動脈應手處）

陷谷（第二、三跖骨結合前凹處）
內庭（第二、三跖縫盡處上 5 分）
厲兌（第二趾甲外側上緣 1 分）

足陽明胃經（三）

109

經脈、穴道之穴性分析

## ● （一）頭維穴 ●

【穴位】任兩額骨之顱骨最凸起處是穴。

【扎針】2～3分，由前往後沿皮扎，要避開動脈，禁灸。

【主治】頭風、頭痛、目痛、偏頭痛、頭暈目眩。

 進 階

> 頭部取穴，在入髮際內最凸出部位，口動時骨會動者是穴。

## ● （二）下關穴 ●

【穴位】在耳前之顴骨骨弓下緣凹陷處是穴。

【扎針】3～5分，或灸，另一說禁灸。

【主治】為三叉神經之特效穴，口噤、下巴脫臼、上齒痛、顏面神經麻痺。

進 階

> 一、　下關穴張口無穴，閉口有穴，故取穴時應該閉口扎針。
> 二、　口噤即口無法大張開，常嚼檳榔者會患此症。
> 三、　下巴脫臼，腎氣虛弱者容易患此症，患者也會習慣性脫臼。
> 四、　上牙痛，扎針下關患側配合谷對側速效。

## ● （三）頰車穴 ●

【穴位】在耳下8分，耳前1寸之上，牙床交縫關節處是穴。

【扎針】3～5分，或灸。

【主治】三叉神經疼痛、顏面神經麻痺、口噤、下齒痛。

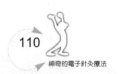

神奇的電子針灸療法

進 階

一、 咬緊牙跟時，會動的是穴。

二、 下牙痛，扎針頰車患側配合谷對側速效。

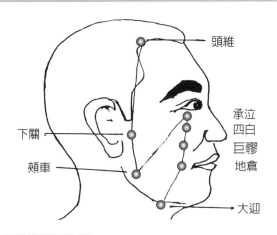

## （四）承泣穴

【穴位】在眼下眶骨上緣，正中央之凹陷處，直對瞳孔是穴。

【扎針】2～3分，由上往下沿皮扎，不宜灸。

【主治】一切眼疾特效穴，淚出目癢、目瞤、眼瞼下垂、浮
　　　　腫。

進 階

一、 目瞤即眼皮跳動。

二、 眼瞼浮腫，扎針承泣配陽白、合谷、臨泣、三陰
交、絲竹空、足三里，交替使用。

三、 將眼皮拉高，由上往下扎可透四白。

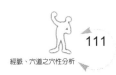

## ● （五）四白穴 ●

【穴位】由承泣穴直下０．３寸是穴。

【扎針】２～３分，由上往下沿皮扎，不宜灸。

【主治】淚出目癢、目潤、眼瞼下垂、浮腫。

## ● （六）巨髎穴 ●

【穴位】在顴骨下緣凹陷處，直對瞳孔是穴。

【扎針】３～５分，由下往上斜扎或灸。

【主治】爲眼痛特效穴、唇頰腫痛、顏面神經麻痺、三叉神
經疼痛、顏面美容。

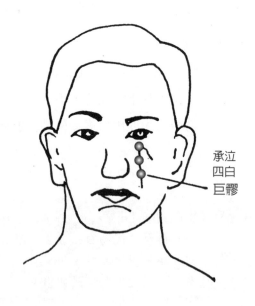

承泣
四白
巨髎

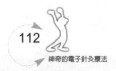

神奇的電子針灸療法

## （七）地倉穴

【穴位】由嘴角外開５分是穴。

【扎針】３〜５分，由內往外沿皮扎或灸。

【主治】為口眼歪斜特效穴，顏面神經麻痺、三叉神經疼痛、
顏面美容。

## （八）大迎穴

【穴位】在下頜骨曲頰，直前１.５寸之下顎骨凹陷處是穴。

【扎針】２〜３分，由下往上骨緣斜扎，避開動脈或灸。

【主治】腮腺炎、舌下腺炎、頜下腺炎、牙痛頰腫、頸部淋
巴腺腫。

 進 階

> 腮腺炎又稱豬頭肥，扎針大迎配合谷對側。

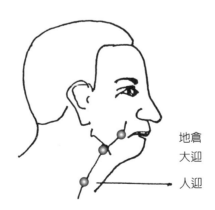

地倉
大迎
人迎

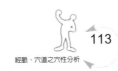

經脈、穴道之穴性分析

## ● （九）人迎穴 ●

【穴位】由廉泉穴旁開１.５寸，在甲狀軟骨外緣，凹陷處是
穴。

【扎針】２～３分，避開動脈，禁灸。

【主治】頸部瘰癧、手臂麻木、不舉、頸項悶腫。

 進 階

> 甲狀軟骨外緣自由滑下，止住處是穴。

## ● （十）水突穴 ●

【穴位】介於人迎與氣舍之中點是穴。

【扎針】２～３分，避開動脈，禁灸。

【主治】手臂麻木、不舉、頸部瘰癧。

進 階

> 一、　本穴為少用穴。
> 二、　本穴周圍是臂叢神經，故手臂麻木、不舉，在此
> 穴按住，會舒緩許多。

## ● （十一）氣舍穴 ●

【穴位】在鎖骨尖，上內緣凹陷處是穴。

【扎針】２～３分，由上往內斜下扎針，不可過深或灸。

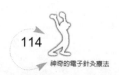

## ● （十二）缺盆穴 ●

【穴位】在鎖骨上緣凹陷處，直對乳中取穴。

【扎針】3～5分，由上往內斜扎，不可過深或灸。

【主治】缺盆中腫痛、胸滿、喘急、手臂麻木。

**進 階**

> 缺盆穴下面是肺尖，扎太深會傷及肺葉。

## ● （十三）氣戶穴 ●

【穴位】介於鎖骨與第一胸肋間，直對乳中凹陷處是穴。

【扎針】3～5分，或灸。

【主治】胸背痛、肋間神經痛、肺炎、肺氣腫、支氣管炎、
　　　　喘急不得息。

## ● （十四）庫房穴 ●

【穴位】介於第1、2胸肋間，直對乳中，凹陷處是穴。

【扎針】3～5分，或灸。

【主治】胸背痛、肋間神經痛、肺炎、肺氣腫、支氣管炎、
　　　　喘急不得息。

## ● （十五）屋翳穴 ●

【穴位】介於第2、3胸肋間，直對乳中，凹陷處是穴。

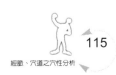

【扎針】2～3分，或灸。

【主治】乳腺炎、乳部腫瘤、肋間神經痛、咳逆上氣、氣喘。

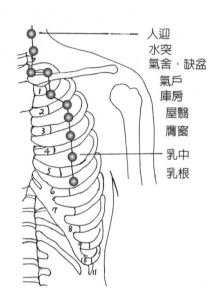

人迎
水突
氣舍‧缺盆
氣戶
庫房
屋翳
膺窗
乳中
乳根

胸部左側前視圖

## ● （十六）膺窗穴 ●

【穴位】介於第3、4胸肋間，直對乳中，凹陷處是穴。

【扎針】2～3分，或灸。

【主治】乳腺炎、乳部腫瘤、肋間神經痛、咳逆上氣、氣喘。

## ● （十七）乳中穴 ●

【穴位】介於第4、5胸肋間，凹陷處是穴。

【扎針】禁針、禁灸，但可拔罐。

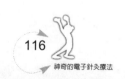

【主治】乳中拔火罐可作隆乳。

 進 階

> 乳中穴即乳頭。

## ● （十八）乳根穴 ●

【穴位】介於第5、6胸肋間，直對乳中取穴。

【扎針】2～3分，或灸。

【主治】肋間神經痛、乳疾、胸下滿痛、心臟病。

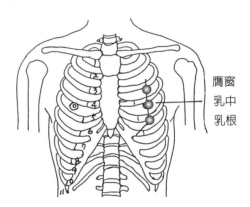

膺窗
乳中
乳根

**體幹前視圖**

## ● （十九）不容穴 ●

【穴位】由巨闕穴旁開2寸取穴。

【扎針】2～3分，不可過深或灸。

【主治】左脾腫大、硬化、右肝腫大、硬化、腹水、胸背肩
脅引痛、肋間神經痛。

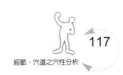

經脈、穴道之穴性分析

## ● （二十）承滿穴 ●

【穴位】由上脘穴旁開2寸取穴。

【扎針】3～5分，或灸。

【主治】急慢性胃炎、胃潰瘍、十二指腸潰瘍、腹脹腸鳴。

## ● （二十一）梁門穴 ●

【穴位】由中脘穴旁開2寸取穴。

【扎針】3～5分，或灸。

【主治】急慢性胃炎、胃潰瘍、十二指腸潰瘍、腹脹腸鳴。

## ● （二十二）關門穴 ●

【穴位】由建里穴旁開2寸取穴。

【扎針】3～5分，或灸。

【主治】急慢性胃炎、胃潰瘍、十二指腸潰瘍、腹脹腸鳴。

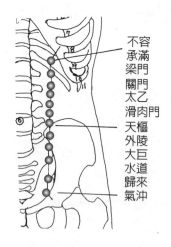

胸部左側前視圖

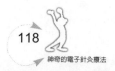

神奇的電子針灸療法

## ● （二十三）太乙穴 ●

【穴位】由下脘穴旁開２寸取穴。

【扎針】５～８分，或灸。

【主治】一切腸胃病、心煩。

## ● （二十四）滑肉門穴 ●

【穴位】由水分穴旁開２寸取穴。

【扎針】５～８分，或灸。

【主治】為利尿、減肥要穴，一切胃腸病。

## ● （二十五）天樞穴 ●

【穴位】由神闕穴旁開２寸取穴。

【扎針】５～１０分，或灸。

【主治】一切胃腸病之特效穴，肚腹切痛、洩瀉、腹脹腸鳴。

## ● （二十六）外陵穴 ●

【穴位】由陰交穴旁開２寸取穴。

【扎針】５～１０分，或灸。

【主治】腸胃病、腹痛。

## ● （二十七）大巨穴 ●

【穴位】由石門穴旁開２寸取穴。

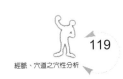

經脈、穴道之穴性分析

【扎針】５～１０分，或灸。

【主治】小腹脹滿、驚悸不眼、瀉痢不止。

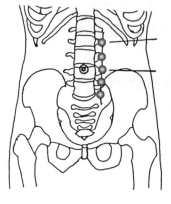

太乙
滑肉門
天樞
外陵
大巨

腹部前視圖

# ●（二十八）水道穴 ●

【穴位】由開元穴旁開２寸取穴。

【扎針】５～１０分，或灸。

【主治】為利尿要穴，肚腹諸痛、大小便不利、月經不調、
白帶過多、痛經、不孕症。

進 階

水道穴左為奇穴胞，右為子戶。

# ●（二十九）歸來穴 ●

【穴位】由中極穴旁開２寸取穴。

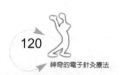

【扎針】５～８分，或灸。

【主治】睪丸上縮入腹、肚腹諸疾、水氣病。

## ●（三十）氣沖穴 ●

【穴位】由曲骨穴旁開２寸取穴。

【扎針】５～７分，或灸，一說禁針。

【主治】一切生殖泌尿器官諸疾、鼠蹊部淋巴腺腫、大腿不
　　　　舉、疝氣。

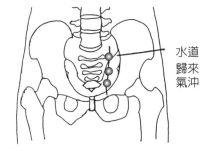

水道
歸來
氣沖

腹部前視圖

## ●（三十一）髀關穴 ●

【穴位】由髖骨尖直上二直掌取穴。

【扎針】１０～１２分，或灸。

【主治】鼠蹊部淋巴腺腫、大腿不舉、薔薇靜脈阻塞、腰痛、
　　　　足部麻痺。

### 進 階

　　靜脈阻塞症、扎針髀關配足五里。

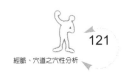

## ● （三十二）伏兔穴 ●

【穴位】由髖骨尖直上一直掌取穴。

【扎針】5～10分，或灸，一說禁灸。

【主治】急慢性胃炎、胃潰瘍、腳氣病、大腿痠痛。

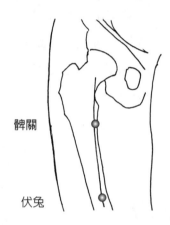

髀關

右大腿前視圖

伏兔

## ● （三十三）陰市穴 ●

【穴位】由伏兔穴直下3寸取穴。

【扎針】5～7分，或灸，一說禁灸。

【主治】小腹疼痛、腰膝寒痛、大腿痠痛。

## ● （三十四）梁邱穴 ●

【穴位】由伏兔穴直下4寸取穴。

【扎針】5～7分，或灸。

【主治】一切急性胃病、膝痛、大腿痠痛。

　　　　為胃經之郄穴。

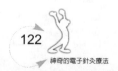

## （三十五）犢鼻穴

【穴位】在髕骨尖下緣正中央韌帶，正當韌帶中央凹陷處是
　　　　穴。

【扎針】3～5分，或灸。

【主治】膝關節炎、痠痛、乏力、伸屈困難。

### 進　階

> 扎針此穴危險性很高，因為扎針時出液為跛，把膝
> 髕囊之液刺破流出，會殘廢跛腳，因此都以外膝眼
> 代替，避免出意外。

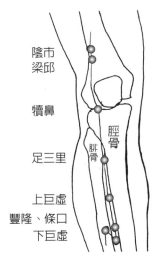

陰市
梁邱

犢鼻

右膝前視圖

足三里

脛骨

腓骨

上巨虛
豐隆、條口
下巨虛

經脈、穴道之穴性分析

## ● （三十六）足三里穴 ●

【穴位】由外膝眼直下３寸，在脛骨尖外開１寸的兩筋間取
　　　　穴。

【扎針】５～１０分，或灸。

【主治】為萬能穴、通治全身百病，是為長壽、美容、生肌
　　　　、養顏要穴。

　　　　為四總穴之一，肚腹三里留。

　　　　為胃經之合穴。

　　　　為腹腔手術之重要麻醉穴。

### 進 階

一、　三里常不乾，可享壽遐齡，能促進腸胃蠕動，可
　　　以生肌養顏美容。
二、　腹腔手術麻醉，針足三里配中都。
三、　胃痛，針足三里、內關、公孫，若效果不彰，再
　　　扎針上巨虛、下巨虛、中脘。
四、　針足三里使清氣上升，配合谷使濁氣下降，使脈
　　　絡氣血循環良好，保養身體。

## ● （三十七）上巨虛穴 ●

【穴位】由足三里直下３寸，在脛骨骨尖外開１寸處取穴。

【扎針】５～１０分，或灸。

【主治】一切胃與大腸諸疾、急慢性闌尾炎、足脛痠痛、腸

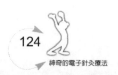

神奇的電子針灸療法

切痛。

爲大腸經之合穴。

 進 階

闌尾炎即盲腸炎，應速開刀治療。

## ● （三十八）條口穴 ●

【穴位】由足三里穴直下５寸，在脛骨骨尖外開１寸處取穴。

【扎針】５～１０分，或灸，一說禁灸。

【主治】一切腸胃病、足膝麻木、腫痛、不能久站。

## ● （三十九）下巨虛穴 ●

【穴位】由足三里穴直下６寸，在脛骨骨尖外開１寸取穴。

【扎針】５～１０分，或灸。

【主治】一切胃與小腸諸疾、脛腫痛。

## ● （四十）豐隆穴 ●

【穴位】由外踝尖上８寸，在腓骨前緣取穴。

【扎針】５～１０分，或灸。

【主治】化痰第一要穴、頭痛欲裂、膝腿痠痛、一切腸胃病。

爲胃經之絡穴。

一、 化痰扎針豐隆、肺俞、天突、針後加灸。

二、 頭痛欲裂扎針豐隆配強間穴。

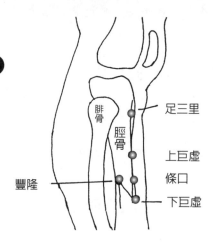

右腿外側視圖

腓骨

脛骨

足三里

上巨虛

條口

下巨虛

豐隆

### （四十一）解谿穴

【穴位】由踝關節前面正中央，正對足第二趾，正當兩大筋

　　　　凹陷處是穴。

【扎針】3～5分，或灸。

【主治】頭痛目眩、顏面諸疾、足踝扭傷、浮腫、牙齒疼痛。

　　　　為胃經之經穴。

進 階

牙齒疼，只要解谿扎一針便有效。

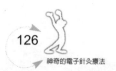

## （四十二）冲陽穴

【穴位】在足背上，正當足第二、三趾之蹠骨開岐凹陷處是
　　　　穴。

【扎針】3～5分，避開動脈或灸。

【主治】一切腸胃病、頭痛目眩、口眼喎斜、腹堅大不嗜食、
　　　　足背浮腫。

　　　　為胃經之原穴。


## （四十三）陷谷穴

【穴位】介於冲陽與內庭兩穴連線之中點取穴。

【扎針】3～5分，或灸。

【主治】顏面浮腫、小腹疼痛、足背浮腫、牙齒疼痛。

　　　　為胃經之俞穴。


## （四十四）內庭穴

【穴位】在足第二、三趾交縫橫紋後5分，正當蹠骨間凹陷
　　　　處是穴。

【扎針】3～5分，或灸。

【主治】為牙痛之特效穴，口喎、咽痛、足背浮腫。

　　　　為胃經之滎穴。

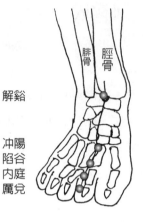

**右足背前視圖**

脛骨
腓骨

解谿

冲陽
陷谷
內庭
厲兌

## ● （四十五）厲兌穴 ●

【穴位】在足第二趾趾甲外側 1 分處取穴。

【扎針】1 分，或放血或灸。

【主治】高熱、心下滿、多驚發狂、一切昏迷休克之急救。

　　　　為胃經之井穴。

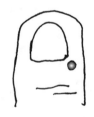

**右足背第二趾上視圖**

神奇的電子針灸療法

# 八、足太陰脾經 21穴左右共42穴

脾經主運化即運送、消化器官諸疾。主一切血液、婦科、皮膚、肌肉、神經諸疾。

脾經與胃經互爲表裡經。

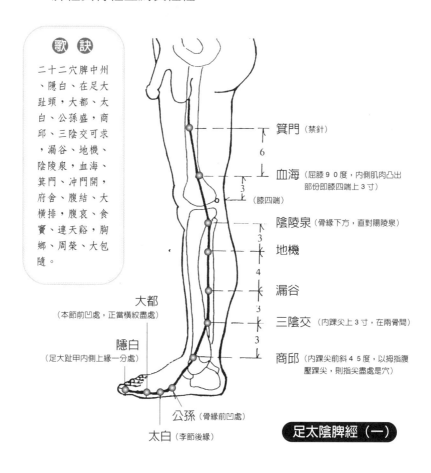

**歌訣**

二十二穴脾中州、隱白、在足大趾頭，大都、太白、公孫盛，商邱、三陰交可求，漏谷、地機、陰陵泉，血海、箕門、沖門開，府舍、腹結、大橫排，腹哀食竇、連天谿，胸鄉、周榮、大包隨。

箕門（禁針）

血海（屈膝90度，內側肌肉凸出部份即膝四端上3寸）
（膝四端）

陰陵泉（骨緣下方，直對陽陵泉）

地機

漏谷

三陰交（內踝尖上3寸，在兩骨間）

商邱（內踝尖前斜45度，以拇指腹壓踝尖，則指尖盡處是穴）

大都（本節前凹處，正當橫紋盡處）

隱白（足大趾甲內側上緣一分處）

公孫（骨緣前凹處）

太白（本節後緣）

**足太陰脾經（一）**

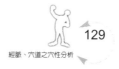

經脈、穴道之穴性分析

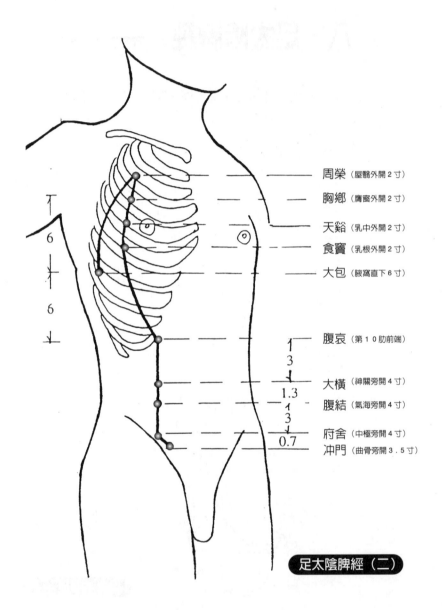

周榮 (屋翳外開 2 寸)

胸鄉 (膺窗外開 2 寸)

天谿 (乳中外開 2 寸)

食竇 (乳根外開 2 寸)

大包 (腋窩直下 6 寸)

腹哀 (第 10 肋前端)

大橫 (神闕旁開 4 寸)

腹結 (氣海旁開 4 寸)

府舍 (中極旁開 4 寸)

衝門 (曲骨旁開 3.5 寸)

足太陰脾經（二）

神奇的電子針灸療法

## （一）隱白穴

【穴位】在足大趾趾甲內側1分處取穴。

【扎針】1分，或放血或灸，一說禁灸。

【主治】精神萎靡不振、嗜睡、情緒不安、婦人月事過時不止、昏迷之急救。

為脾經之井穴。

為十三鬼穴之一。

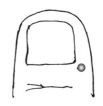

左拇趾上視圖

## （二）大都穴

【穴位】在足大趾本節前，黑白肉分際處，正當本節橫紋盡處是穴。

【扎針】2～3分，或灸。

【主治】肚腹絞痛、腹滿嘔吐、月經不調、白帶過多。

為脾經之滎穴。

## （三）太白穴

【穴位】在足大趾本節後，正當蹠骨下凹陷處是穴。

【扎針】5～8分，或灸。

【主治】腸胃絞痛特效穴、腹脹食不化、腸鳴、胃痙攣、一切血液病、婦科病。

為脾經之原穴。

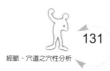

## ● （四）公孫穴 ●

【穴位】在太白穴直後１寸，正當蹠骨下凹陷處是穴。

【扎針】７～１０分，或灸。

【主治】爲安胎、胃酸過多、肚腹絞痛特效穴。

爲十總穴之一，安胎公孫求。

爲脾經之絡穴。

爲八脈交會穴之一。

### 進　階

一、　有習慣性流產者，大多在第３０週發生，所以應該在第１０週～２０週間，針灸安胎。

二、　針灸安胎時，扎針公孫穴雙，電子針灸補穴。

三、　肚腹絞痛、腹脹、消化不良，扎針中脘，足三里。

四、　胃酸過多，扎針公孫穴。

五、　服用男性賀爾蒙，會使女性更漂亮，但容易使子宮壁增厚，導致子宮出血。

右腳內側視圖

脛骨　三陰交

公孫　太白　大都　隱白　商邱

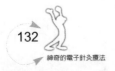

132

## ● （五）商邱穴 ●

【穴位】用大拇指指腹，壓住內踝尖，往前斜４５度方向按
，則大拇指指尖盡處是穴。

【扎針】３～５分，或灸。

【主治】肚腹諸疾、足踝浮腫、扭傷、脾虛腹脹、痛經。
為脾經之經穴。

## ● （六）三陰交穴 ●

【穴位】由內踝尖上３寸，正當脛骨後緣凹陷處是穴。

【扎針】５～１０分，或灸。

【主治】頭暈目眩、心腹脹滿、膝內廉疼痛、眼瞼浮腫、下
垂、胎衣不下、催生麻醉、墮胎，糖尿病特效穴。
為足太陰脾經、足少陰腎經、足厥陰肝經之交會穴。
十總穴之一，婦科三陰交。

### 進 階

一、 三陰交可扎針透絕骨。
二、 孕婦禁針。
三、 墮胎針補合谷，瀉三陰交。

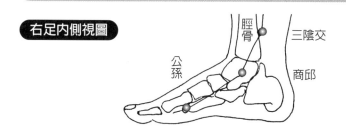

右足內側視圖

脛骨　三陰交　公孫　商邱

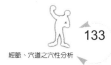

## （七）漏谷穴

【穴位】由三陰交穴直上３寸取穴。

【扎針】８～１０分，或灸，一說禁灸。

【主治】諸竅出血、大小便不禁、遺精多痰，流冷汗、口水、腳冷膝痺。


## （八）地機穴

【穴位】由陰陵泉穴直下３寸取穴。

【扎針】８～１０分，或灸。

【主治】一切急性病、出血症、肌肉萎縮、糖尿病。為脾經之郄穴。

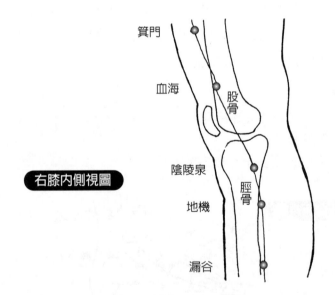

箕門
血海
股骨
陰陵泉
脛骨
地機
漏谷

右膝內側視圖

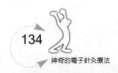

## ● （九）陰陵泉穴 ●

【穴位】在脛骨上踝骨，正當骨後下緣凹陷處是穴。

【扎針】８～１０分，或灸，一說禁灸。

【主治】爲利尿穴、全身水腫、腳氣、小便不利、膝關節炎、陰痛、紅腫、生殖泌尿器官諸疾。

　　　　爲脾經之合穴。

## ● （十）血海穴 ●

【穴位】在股骨之下踝骨後上緣，正當肌肉最凸起處取穴。

【扎針】５～１０分，或灸。

【主治】一切血液病、大出血、皮膚病、養顏美容要穴。

### 進　階

一、　血海又名百蟲窩，是足太陰脾經氣之所發。
二、　皮膚癢、生瘡、青春痘灸血海有效。

## ● （十一）箕門穴 ●

【穴位】由血海穴直上６寸取穴。

【扎針】３～５分，或灸，一說禁針。

【主治】頻尿、遺尿、鼠蹊腫痛。

經脈、穴道之穴性分析

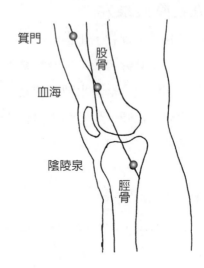

箕門

股骨

血海

陰陵泉

脛骨

右膝內側視圖

### ● （十二）沖門穴 ●

【穴位】由曲骨穴旁開３．５寸，正當鼠蹊溝中是穴。

【扎針】５～１０分，或灸。

【主治】鼠蹊部淋巴腺腫、大腿不舉、小腹疼痛。

為足太陰脾經與足厥陰肝經之交會穴。

### ● （十三）府舍穴 ●

【穴位】由大橫穴直下４．３寸取穴。

【扎針】５～１０分，或灸。

【主治】急慢性腸炎、闌尾炎、腹脅滿痛。

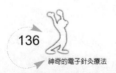

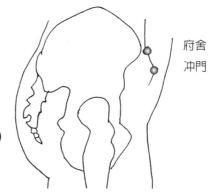

府舍
冲門

體幹右側視圖

### ● （十四）腹結穴 ●

【穴位】由大橫穴直下１.３寸取穴。

【扎針】５～１０分，或灸。

【主治】急慢性腸炎、闌尾炎、繞臍腹痛、心痛。

### ● （十五）大橫穴 ●

【穴位】由神闕穴旁開４寸，直對乳中取穴。

【扎針】５～１０分，或灸。

【主治】一切腸胃病、肚腹絞痛、四肢不舉。

為足太陰脾經與陰維脈之交會穴。

### 進 階

大橫穴正當腸與胃之交界點。

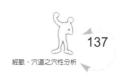

## （十六）腹哀穴

【穴位】由大橫穴直上３寸取穴。

【扎針】５～８分，或灸，一說禁灸。

【主治】一切胃疾、肚腹諸疾、大便膿血。

為足太陰脾經與陰維脈之交會穴。

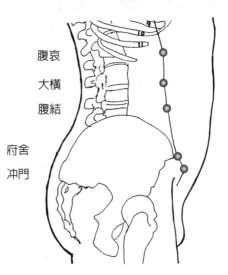

體幹右側視圖

腹哀
大橫
腹結

府舍
沖門

## （十七）食竇穴

【穴位】由乳根穴外開２寸，介於第五、六胸肋間凹陷處是穴。

【扎針】２～３分，或灸。

【主治】心臟衰弱、心絞痛、胸脅支滿、肋間神經痛。

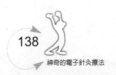

神奇的電子針灸療法

## （十八）天谿穴

【穴位】由乳中穴外開２寸，介於第四、五胸肋間凹陷處是
　　　　穴。

【扎針】２～３分，或灸。

【主治】心臟衰弱、心絞痛、狹心症、肋間神經痛。


## （十九）胸鄉穴

【穴位】由膺窗穴外開２寸，介於第三、四胸肋間凹陷處是
　　　　穴。

【扎針】２～３分，或灸。

【主治】胸脅支滿、肺炎、支氣管炎、肺氣腫、肋間神經痛。

**胸部右側視圖**

周榮
胸鄉
天谿
食竇
大包

經脈、穴道之穴性分析

## ● （二十） 周榮穴 ●

【穴位】由屋翳穴外開2寸，介於第二、三胸肋間凹陷處是
　　　　穴。

【扎針】2～3分，或灸，一說禁灸。

【主治】胸滿不得仰臥、肋間神經痛。

## ● （二十一） 大包穴 ●

【穴位】由淵液穴直下3寸，介於第八、九胸肋間凹陷處是
　　　　穴。

【扎針】2～3分，或灸。

【主治】肋間神經痛、左脾腫大、硬化，右肝腫大、硬化、
　　　　胸中喘痛、黃疸。

　　　　為脾經之絡穴。

### 進 階

一、　外開是指外面的一側，內開是指內面的一側，旁開
　　　是指左右兩側均有的意思。

二、　交經原理就是手經有病，可取用足經治療；足經有
　　　病，可取用手經治療。例如中府穴是手太陰肺經與
　　　足太陰肺經之交會穴，則肺經有病可取用脾經治療
　　　；脾經有病可取用肺經治療。又例如迎香是手陽明
　　　大腸經與足陽明胃經之交會穴。大腸經有病可取胃
　　　經來治療；胃經有病亦可取大腸經來治療。

三、 同名經之手、足經必有交會，故可取穴治療。

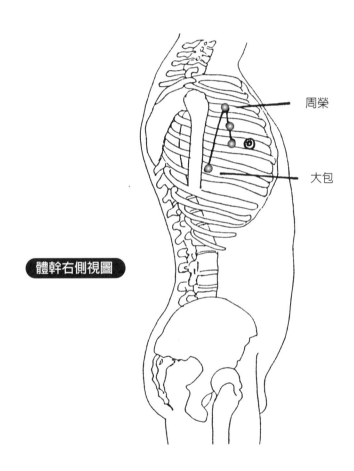

周榮

大包

體幹右側視圖

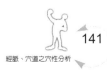

# 九、手厥陰心包絡經 9穴左右共18穴

心包絡經主一切心臟病、精神病、多汗症、無汗症。

心包絡經與三焦經互爲表裡經。

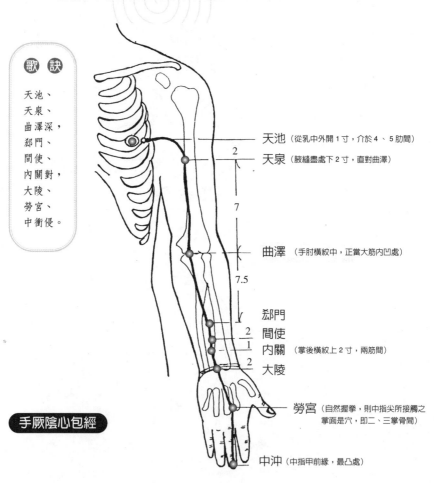

歌訣

天池、
天泉、
曲澤深，
郄門、
間使、
內關對，
大陵、
勞宮、
中衝侵。

天池（從乳中外開1寸，介於4、5肋間）

天泉（腋縫盡處下2寸，直對曲澤）　2

7

曲澤（手肘橫紋中，正當大筋內凹處）

7.5

郄門

間使　2

內關（掌後橫紋上2寸，兩筋間）　1

大陵　2

勞宮（自然握拳，則中指尖所接觸之
　　　掌面是穴，即二、三掌骨間）

中沖（中指甲前緣，最凸處）

手厥陰心包經

神奇的電子針灸療法

## （一）天池穴

【穴位】由乳中外開1寸，介於四、五胸肋間凹陷處是穴。

【扎針】3～5分，不可過深或灸。

【主治】心臟衰弱、心絞痛、頭痛胸脅煩滿、乳腺炎、隆乳、乳部腫瘤。

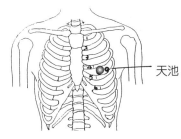

**胸部前視圖**

天池

### 進 階

一、 扎針太深會刺傷心、肺。

二、 乳腺炎扎針天池、膺窗、少澤、肩井、膻中，配合草藥蒲公英湯4g。

三、 乳部腫瘤扎針天池、膺窗、少澤、肩井、膻中，配合中藥金銀花、紅花、桃仁、穿山甲、皂角刺各0.5g。

四、 乳部腫瘤若有菱、有角、有根不可移動者多為惡性；若為方形、圓形可移動者多為良性。

五、 多喝菊花茶有清熱解毒功能。

六、 隆乳：頭低腳高平躺在長板凳上，雙手舉亞鈴，作上下往復運動或身體平躺，手抓住頭後物體，雙腿平伸後成90度豎立，如此往復運動，可使腹部肌肉收縮，有縮小腹隆乳功效。

**（二）天泉穴**

【穴位】由前腋縫盡處下 2 寸，直對曲澤，正當兩肌腱間取
　　　　穴。

【扎針】5～8分，或灸。

【主治】胸脅、肩胛、臂背疼痛、胸悶、呼吸困難。

**進 階**

全身重要穴位，大多在手肘及膝關節以下。

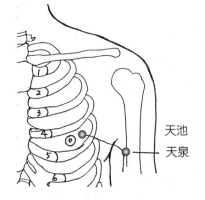

左胸前視圖

天池
天泉

 **（三）曲澤穴**

【穴位】在手肘橫紋中，正當大筋內凹陷處是穴。

【扎針】5～10分，或灸或放血。

【主治】久年心臟病、手臂顫抖、顏面諸瘡、心熱煩渴、上
　　　　焦風熱、手肘關節疼痛。
　　　　為心包絡經之合穴。

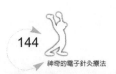

> 一、 血虛口渴，扎針曲澤、少商放血。
>
> 二、 風濕性心臟病，扎針曲澤配內關、間使、少府。

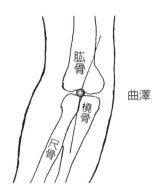

胘骨

橈骨

曲澤

尺骨

**右手肘前視圖**

## ● （四）郄門穴 ●

【穴位】由大陵穴直上５寸，正當兩筋兩骨間凹陷處是穴。

【扎針】５～１０分，或灸。

【主治】一切心臟病、精神病、中風、半身不遂、主一切急
性病。

為心包絡經之原穴與郄穴。

進 階

> 郄門與內關功效略同，兩穴可輪流使用。重病可一
> 次用兩穴，效果加倍。

## ● （五）間使穴 ●

【穴位】由大陵穴直上３寸，正當兩筋兩骨間凹陷處是穴。

【扎針】５～１０分，或灸。

【主治】一切心臟病、腋腫肘攣、中風、半身不遂。

為心包絡經之經穴。

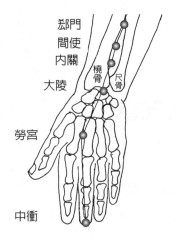

右手掌前視圖

## ● （六）內關穴 ●

【穴位】由大陵穴直上２寸，正當兩筋兩骨間凹陷處是穴。

【扎針】５～８分，或灸。

【主治】為心絞痛、氣喘、胃痛、嘔吐、止痛之特效穴，為
顱腦、胸腔手術之重要麻醉穴，心臟衰弱、心悸、
怔忡、心律不整、心絞痛、狹心症、心室肥大、神
經質、腦神經衰弱、失眠、全身多汗、無汗症、暈
車、暈船、暈機、嘔吐、五指不握物。

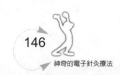

神奇的電子針灸療法

為心包絡經之絡穴。

為十總穴之一，內關心胸胃。

為八脈交會穴之一。

### 進 階

一、 失眠扎針內關、神門、安眠1、安眠2。

二、 暈車、暈船、暈機，扎針內關一穴，男左女右。
嚴重者加針太陽雙、風池雙。

三、 十總穴為足三里、委中、列缺、合谷、內關、支
溝、三陰交、陽陵泉、公孫、阿是穴。

### （七）大陵穴

【穴位】在掌後橫紋中，兩筋兩骨間凹陷處是穴。

【扎針】3～5分由後往前斜扎或灸。

【主治】一切心臟及冠狀動脈諸疾，一切精神病、神經質、
腦神經衰弱、失眠、口臭、掌心多汗、五指不握物。

為心包絡經之原穴。

為十三鬼穴之一。

一、 腕關節扭傷時，大陵穴扎針必須直扎，所以要先
　　將手腕與尺、橈骨拉開間距再扎針。

二、 口臭扎針大陵穴配勞宮、人中、足三里。

三、 口臭大概都由胃火、肝火所引起。肝火大口苦，
　　胃火大口不苦。

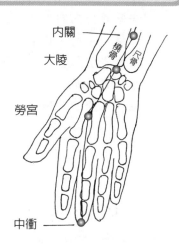

右手掌前視圖

內關
大陵
勞宮
橈骨
尺骨
中衝

## ● （八）勞宮穴 ●

【穴位】自然半握拳，則中指指尖落在掌面上，介於第二、
　　　　三掌骨間凹陷處是穴。

【扎針】3～5分，或灸。

【主治】一切心臟病及休克昏迷之急救要穴，高熱、舌赤、
　　　　面赤、眼赤、掌心熱、多汗、鵝掌風。
　　　　為心包絡經之滎穴。
　　　　為回陽九針之一。

進 階

> 一、 回陽穴是人將斷氣時之急救要穴。
> 二、 回陽九針之九穴是瘂門、勞宮、三陰交、湧泉、
>     太谿、中脘、環跳、足三里、合谷共九穴。

## （九）中衝穴

【穴位】在中指指尖，指甲前 1 分處，即最高點是穴。

【扎針】 1 分，或放血或灸，一說禁灸。

【主治】高熱心下滿、一切休克昏迷之急救。

　　　　為心包絡經之井穴。

　　　　為十宣之一。

 進 階

> 十宣即十指之尖端最凸出之處。

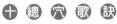

**十 總 穴 歌 訣**

肚腹三里留，腰背委中求，頭項尋列缺，
面口合谷收，內關心胸胃，脇肋用支溝，
婦科三陰交，外傷陽陵泉，安胎公孫求，
阿是不可缺。

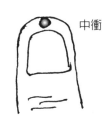

中衝

**中指尖前視圖**

經脈、穴道之穴性分析

# 十、手少陽三焦經 23穴左右共46穴

三焦經主食物、養份、呼吸、化合代謝作用。主一切耳疾、五官、水氣、皮膚兼治心臟病。

三焦經與心包絡經互為表裡經。

---

**歌　訣**

手少陽三焦二十三，關沖、液門、中渚旁，陽池、外關、支溝正，會宗、三陽、四瀆長，天井、清冷淵、消礫，臑會、肩髎、天髎堂，天牖、翳風、瘈脈青，顱息、角孫、絲竹空，和髎、耳門聽有常。

---

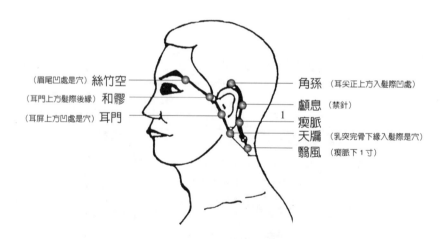

（眉尾凹處是穴）絲竹空 ——
（耳門上方髮際後緣）和髎 ——
（耳屏上方凹處是穴）耳門 ——

角孫 （耳尖正上方入髮際凹處）
顱息 （禁針）
瘈脈
天牖 （乳突完骨下緣入髮際是穴）
翳風 （瘈脈下1寸）

**手少陽三焦經（一）**

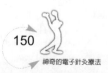

## 手少陽三焦經（二）

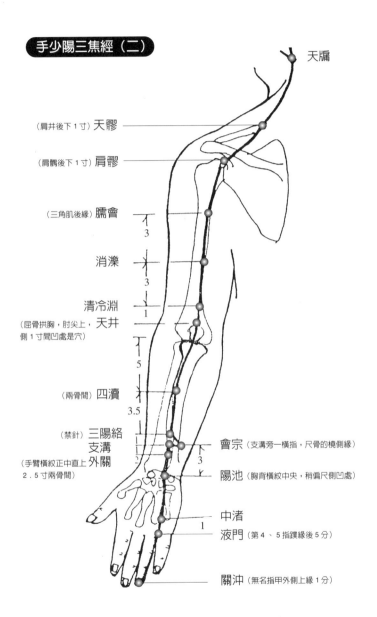

天牖

（肩井後下1寸）天髎

（肩髃後下1寸）肩髎

（三角肌後緣）臑會

消濼

清冷淵

（屈骨拱胸，肘尖上，天井
側1寸間凹處是穴）

（兩骨間）四瀆

（禁針）三陽絡
支溝

（手臂橫紋正中直上 外關
2.5寸兩骨間）

會宗（支溝旁一橫指，尺骨的橈側緣）

陽池（胸背橫紋中央，稍偏尺側凹處）

中渚

液門（第4、5指蹼緣後5分）

關沖（無名指甲外側上緣1分）

3

3

1

5

3.5

2

3

1

## • （一）關沖穴 •

【穴位】在無名指指甲外側 1 分處取穴。

【扎針】1 分，或放血或灸。

【主治】高熱、頭痛目昏、一切休克昏迷之急救。

　　　　為三焦經之井穴。

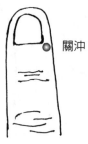

**右手無名指尖**

關沖

## • （二）液門穴 •

【穴位】自然半握拳，則第四、五指拳尖聯線中點前 5 分取
　　　　穴。

【扎針】3 分，或灸。

【主治】為耳鳴、美尼爾症之特效穴，頭痛目眩、咽腫、手
　　　　臂紅腫、麻木、小指不用。

　　　　為八邪之一。

　　　　為三焦經之滎穴。

### 進 階

> 八邪為合谷、外勞宮 1（落枕穴）、外勞宮 2、中渚
> 、大都、上都、下都（液門）等八穴。

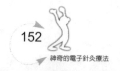

## ● （三）中渚穴 ●

【穴位】自然半握拳，則第四、五指拳尖聯線中點後 5 分取
　　　穴。

【扎針】2～3 分，或灸。

【主治】為耳鳴、重聽、美尼爾症之特效穴、頸部淋巴腺腫、
　　　手臂紅腫、麻木、小指不用。

　　　為三焦經之俞穴。

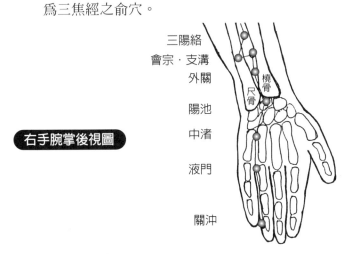

三陽絡
會宗・支溝
外關
陽池
中渚
液門
關沖

橈骨
尺骨

右手腕掌後視圖

## ● （四）陽池穴 ●

【穴位】任腕骨背橫紋中，直對中指外側凹陷處是穴。

【扎針】3～5 分，或灸，一說禁灸。

【主治】全身虛弱症、內分泌、新陳代謝失調、一切皮膚病、
　　　耳鳴、重聽、氣喘、肩背痠痛、頸項強、腕關節扭
　　　傷。

　　　為三焦經之原穴。

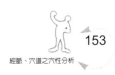

經脈、穴道之穴性分析

## ● （五）外關穴 ●

【穴位】由陽池穴直上2寸，正當兩筋兩骨間凹陷處是穴。

【扎針】5～8分，可透內關或灸。

【主治】顏面諸疾、耳鳴、耳聾、中耳炎、美尼爾症、脅肋
　　　　痛、肘臂痛、五指不握、手臂扭傷、頸部淋巴腺腫。

　　　　為三焦經之絡穴。

　　　　為八脈交會穴之一。

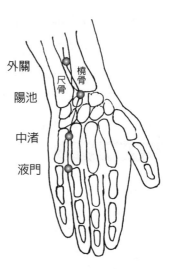

**右腕掌後視圖**

外關
尺骨　橈骨
陽池
中渚
液門

## ● （六）支溝穴 ●

【穴位】由外關穴直上1寸取穴。

【扎針】5～8分，可透間使或灸。

【主治】顏面諸疾、肩背痠痛、脅肋痛、頸項強、脊肋痠痛、
　　　　便祕。

　　　　為三焦經之經穴。

　　　　為十總穴之一，脅肋用支溝。

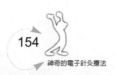

神奇的電子針灸療法

## 進 階

> 一、 便祕扎針支溝配照海穴。
> 二、 情緒緊張容易發生便祕。

## ● （七）會宗穴 ●

【穴位】由支溝穴往尺側外開1寸，正當兩筋間凹陷處是穴。

【扎針】5～8分，或灸。

【主治】顏面諸疾、耳鳴、耳聾、中耳炎、美尼爾症、肌膚
　　　　痠痛，但主一切急性病。
　　　　為三焦經之郄穴。

## ● （八）三陽洛穴 ●

【穴位】由外關穴直上2寸，正當橈尺兩骨間取穴。

【扎針】禁針或灸。

【主治】耳聾、耳鳴、美尼爾症、暴瘖不能言語。
　　　　為三陽經之交會穴。

## 進 階

> 三陽洛穴穴位為筋之所在，電子針灸無妨。

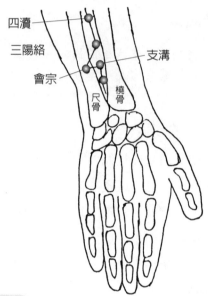

四瀆
三陽絡
會宗
支溝
尺骨
橈骨

**右手腕後視圖**

## ● （九）四瀆穴 ●

【穴位】由三陽絡穴直上３.５寸，陽池穴直上７.５寸，正
　　　　當兩筋兩骨間取穴。

【扎針】８～１２分，或灸。

【主治】爲手臂癱瘓特效穴、頸項強、肩背痠痛。

進 階

陽池、外關、支溝、會宗、三陽絡、四瀆六穴，取
穴時肘尖應著桌面，手臂（背）向外，自然向上彎
曲直立，則掌心向內肩側，這才是正確取穴姿勢，
否則手臂水平取穴，穴位將走位。

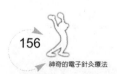

神奇的電子針灸療法

## （十）天井穴

【穴位】由鷹嘴尖直上１．５寸，正當肱骨後緣凹陷處是穴。

【扎針】５～７分，或灸。

【主治】為清熱解毒要穴，全身性之皮膚病、疔瘡、痘、癰、瘰癧、頸部淋巴腺腫。

為三焦經之合穴。

**進 階**

> 清熱解毒扎針天井配曲池、血海、三陰交、足三里、合谷。

## （十一）清冷淵穴

【穴位】由天井穴直上１寸，凹陷處是穴。

【扎針】５～７分，或灸。

【主治】老花眼、淚囊炎（流冷淚）之特效穴、肘肩臂不舉。

## （十二）消濼穴

【穴位】由天井穴直上４寸取穴。

【扎針】５～７分，或灸。

【主治】老花眼、淚囊炎（流冷淚）、肩背痛、頸項強。

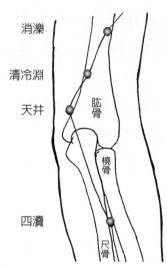

消濼

清冷淵

天井　肱骨

右手肘後視圖

橈骨

四瀆

尺骨

## ● （十三）臑會穴 ●

【穴位】由天井穴直上7寸，正當三角肌後緣取穴。

【扎針】5～7分，或灸。

【主治】一切眼疾、目視不明、頸項強、肩臂不舉、五十肩。

## ● （十四）肩髎穴 ●

【穴位】由肩髃穴直後1寸，舉臂有小凹陷處是穴。

【扎針】5～7分，或灸。

【主治】臂肩痛不能舉。

進　階

舉臂時肩上有二個凹陷處，前凹是肩髃，後凹是肩髎。

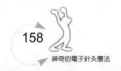

## ● （十五）天髎穴 ●

【穴位】由肩井穴往外後斜下４５度方向，距肩井１寸處取
　　　　穴。

【扎針】５～７分，或灸。

【主治】為肩背痛、手臂不舉之特效穴。

 進 階

> 肩背痠痛牽引到頸部而不能開車，扎針天髎配後谿。
> 若為手臂麻木應先檢查臂叢神經是否被壓迫？只要按
> 壓臂叢神經，而感覺舒緩時，扎針就有效。

## ● （十六）天牖穴 ●

【穴位】由耳後之完骨乳突最下緣，往後作一水平線與後髮
　　　　際交點是穴。

【扎針】３～５分，或灸，一說禁灸。

【主治】一切腦疾、腦神經衰弱、失眠、健忘、後頭、頸項
　　　　強、自律神經失調。

進 階

> 失眠針天牖、內關、神門、三陰交，有安神鎮驚之
> 功效。

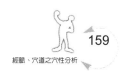

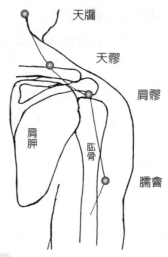

天牖

天髎

肩髎

肩胛

肱骨

臑會

右肩後視圖

## ● （十七）翳風穴 ●

【穴位】將耳垂往後按，貼於後溝中盡處取穴。

【扎針】3～5分，稍由後往前斜扎或灸。

【主治】耳聾、耳鳴、重聽、美尼爾症、口眼喎斜、暴瘖不　　　　能言、胃潰瘍。

進 階

胃潰瘍扎針翳風配外關、足三里。

## ● （十八）瘈脈穴 ●

【穴位】由翳風穴上1寸，在耳勾後緣凹陷處是穴。

【扎針】1分，或灸，一說禁灸。

【主治】頭風耳鳴、小兒驚恐、目澀。

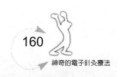

## ● （十九）顱息穴 ●

【穴位】由瘈脈穴上1寸，在耳後弦筋中取穴。

【扎針】禁針或灸，電子針灸器無妨。

【主治】小兒嘔吐、耳鳴、耳腫流膿。

## ● （二十）角孫穴 ●

【穴位】將耳朵往前面對折，則耳尖在鬢角之盡處取穴。

【扎針】2～3分，由前往後沿皮扎或灸，一說禁針。

【主治】頭痛、偏頭痛、耳鳴、腦神經衰弱。

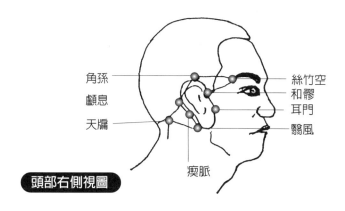

頭部右側視圖

## ● （二十一）絲竹空穴 ●

【穴位】由眉尾外開5分，在眼眶骨外緣凹陷處是穴。

【扎針】2～3分，由上往外斜下沿皮扎或禁灸。

【主治】頭痛、偏頭痛、目眩赤、結膜炎、角膜炎、魚尾紋。

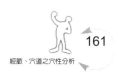

經脈、穴道之穴性分析

**（二十二）和髎穴**

【穴位】由耳門穴外斜上5分，凹陷處是穴。

【扎針】2～3分或灸。

【主治】一切耳疾、頭痛、偏頭痛、顏面諸疾。

**進 階**

> 在嘴巴動時，會動的部位是和髎穴。

 **（二十三）耳門穴**

【穴位】介於耳輪下腳與耳屏間之凹陷處是穴。

【扎針】3～5分，開口取穴或灸，一說禁灸。

【主治】一切耳疾特效穴、頭風頭痛、偏頭痛。

**進 階**

> 偏頭痛扎針角孫配太陽穴。

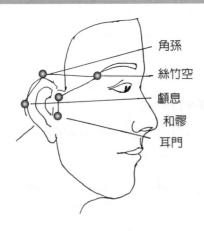

角孫
絲竹空
顱息
和髎
耳門

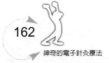

# 十一、足厥陰肝經 14穴左右共28穴

肝經主一切肝膽病、一切風症，一切皮膚病。

主筋、開竅於目、肝臟血，用以清肝解毒。

肝經與膽經互爲表裡經。

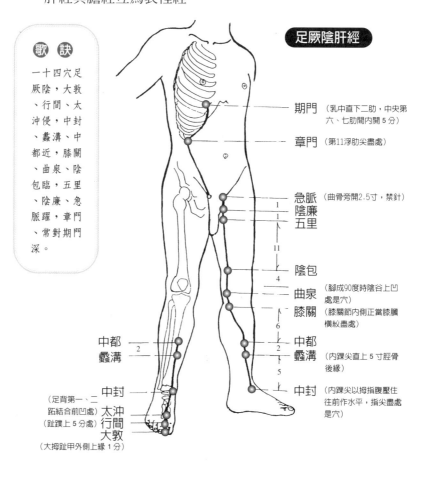

**足厥陰肝經**

期門 （乳中直下二肋，中央第六、七肋間內開5分）

章門 （第11浮肋尖盡處）

急脈 （曲骨旁開2.5寸，禁針）
陰廉
五里

陰包

曲泉 （腳成90度時陰谷上凹處是穴）
膝關 （膝關節內側正當膝膕橫紋盡處）

中都 （內踝尖直上5寸脛骨後緣）
蠡溝

中封 （內踝尖以拇指腹壓住往前作水平，指尖盡處是穴）

中都
蠡溝

中封 （足背第一、二跖結合前凹處）
太沖 （趾蹼上5分處）
行間
大敦 （大拇趾甲外側上緣1分）

**（一）大敦穴**

【穴位】在足大趾趾甲外側，後２分三毛處取穴。

【扎針】１～３分，由外往內沿皮扎或灸。

【主治】爲疝氣之特效穴，一切昏迷休克之急救，腹脹腫滿、
子宮下垂、小便頻。
爲肝經之井穴。

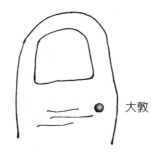

右大拇趾

大敦

**（二）行間穴**

【穴位】在足大趾與次趾交縫橫紋後５分，正當蹠骨凹陷處
是穴。

【扎針】３～５分，或灸。

【主治】爲急慢性肝炎特效穴，心胸痛、肝膽病、小便白濁、
腰痠、目瞑淚出、小兒驚風。
爲肝經之滎穴。

**（三）太沖穴**

【穴位】在足大趾與次趾，蹠骨開岐凹陷處是穴。

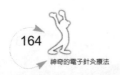

【扎針】3～5分，避開動脈或灸。

【主治】為疝氣、肝膽、皮膚、眼疾之特效穴，胸脅、小腹
　　　　滿，脛痠踝痛、陰痛、遺溺、動脈硬化。

　　　　為肝經之原穴。

　　　　為四關穴之一。

### 進 階

一、　四關穴即太沖雙、合谷雙。

二、　四關穴主治一切昏迷休克、上吊、溺水之急救，
　　　若再配內關穴雙，療效更好。

三、　動脈硬化扎針太沖配陰陽泉、三陰交。

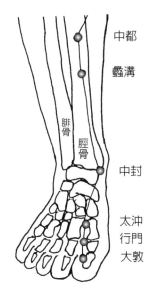

右腳前視圖

中都
蠡溝
腓骨
脛骨
中封
太沖
行門
大敦

## ● （四）中封穴 ●

【穴位】用大拇指指腹最高點壓住內踝尖，往前水平按，則
大拇指指尖盡處取穴。

【扎針】3～5分，或灸。

【主治】月經不調、痛經、赤白帶過多、陰縮入腹、足踝扭
傷、浮腫、小腹腫痛。
為肝經之經穴。

## ● （五）蠡溝穴 ●

【穴位】由內踝尖上5寸，在脛骨後緣凹陷處是穴。

【扎針】5～10分，或灸。

【主治】一切肝膽病之特效穴，小腹滿痛、足脛塞屈難伸、
婦科病、眼科病、風症、筋病。
為肝經之絡穴。

## ● （六）中都穴 ●

【穴位】由蠡溝上2寸，正當脛骨後緣凹陷處是穴。

【扎針】5～10分，或灸。

【主治】為腹腔手術之重要麻醉穴，突然性眼睛失明、足熱
脛寒濕痺，一切急性肝膽病之特效穴。
為肝經之郄穴。

## 進 階

一、 腹腔手術麻醉，扎針中都配足三里穴。

二、 肝病患者，在中都、蠡溝穴指壓時，會有陽性反應即壓痛感。

三、 鴨肝最容易傳染B型肝炎，最好少吃。

四、 腹腔是指肚臍以下之腹部。

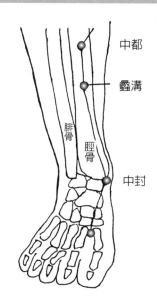

右腳前視圖

中都

蠡溝

腓骨

脛骨

中封

## ● （七）膝關穴 ●

【穴位】在膝關節內側，正當膝關臏橫紋盡處是穴。

【扎針】５～１０分，或灸。

【主治】膝內腫痛、膝關節炎、膝上下樓梯乏力、膝關節痠痛、咽喉痛。

經脈、穴道之穴性分析

## ● （八）曲泉穴 ●

【穴位】由膝關穴直上1寸，在脛骨上踝骨後下緣凹陷處取
　　　　穴。

【扎針】5～8分，或灸。

【主治】一切慢性肝膽病、生殖泌尿器官諸疾、膝痛、筋攣、
　　　　陰莖痛。
　　　　為肝經之合穴。

## ● （九）陰包穴 ●

【穴位】由曲泉穴直上4寸取穴。

【扎針】10～15分，或灸。

【主治】疝氣特效穴、生殖泌尿器官諸疾、小便困難、遺尿。

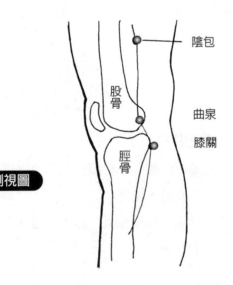

右膝內側視圖

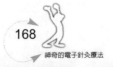

神奇的電子針灸療法

## ● （十）五里穴 ●

【穴位】由陰廉穴直下1寸取穴。

【扎針】10～15分，或灸。

【主治】大腿不舉、鼠蹊部淋巴腺腫。


## ● （十一）陰廉穴 ●

【穴位】由急脈穴直下2寸，在股骨內側緣取穴。

【扎針】10～15分，或灸。

【主治】鼠蹊部淋巴腺腫、腿骨痛、小腹痛、生殖泌尿器官
　　　　諸疾。


## ● （十二）急脈穴 ●

【穴位】由曲骨穴旁開2.5寸取穴。

【扎針】禁針或灸，電子針灸器無妨。

【主治】陰莖痛、子宮下垂。

右腿腹股溝剖視圖

急脈
陰廉
五里

經脈、穴道之穴性分析

## ● （十三） 章門穴 ●

【穴位】在第１１浮肋尖端盡處取穴。

【扎針】５～８分，或灸。

【主治】五臟心肝脾肺腎諸疾，尤其以脾肝兩臟最具特效，
兩脅積氣、胸脅痛、咳嗽不得臥、肋間神經痛、黃
疸。
為八會穴之一，臟會章門。

## ● （十四） 期門穴 ●

【穴位】由乳中直下兩肋，在第六、七肋間內開５分處取穴。

【主治】一切肝膽病、肋間神經痛、傷寒過經不解、婦人熱
入血室、胸脅積痛。
為肝經之募穴。

### 進 階

一、 婦人過經不解，即婦女在月經中感冒，六經（六
天）尚未輪完，故不痊癒。
二、 婦人熱入血室即子宮內膜炎。
三、 子宮內膜炎是婦女在月經期間，感受風寒，白天
精神正常，但一到晚上，便會胡言亂語，似有精
神病。

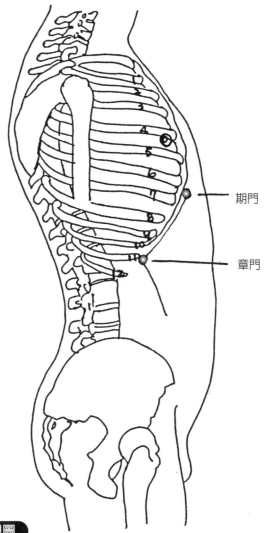

體幹右側視圖

期門

章門

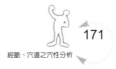

171

# 十二、足少陽膽經 44穴左右共88穴

膽經主一切肝膽病、風症、眼疾、筋疾、婦科病。

少陽之為病有口苦、咽乾、目眩、胸脅滿、往來寒熱、脈弦等症狀。

少陽膽經三忌，禁汗、禁吐、禁下，因病在表半裡，所以只宜和解。

膽經與肝經互為表裡經。

## 歌 訣

少陽膽經瞳子髎，四十四穴行迢迢，聽會、上關、頷厭集，懸顱、懸厘、曲鬢翹，率谷、天沖、浮白次，竅陰、完骨、本神邀，陽白、臨泣、目窗關，正營、承靈、腦空搖，風池、肩井、淵液部，輒筋、日月、京門標，帶脈、五樞、維道續，居髎、環跳、風市招，中瀆、陽關、陽陵泉，陽交、外邱、光明宵，陽輔、懸鐘、邱墟外，臨泣、地五、下俠谿，第四趾端竅陰畢。

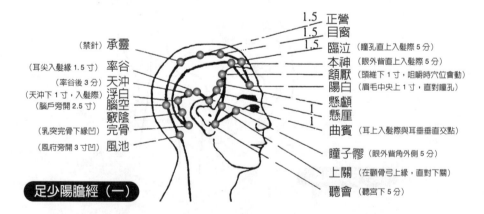

| | |
|---|---|
| (禁針) 承靈 | 1.5 正營 |
| (耳尖入髮際 1.5 寸) 率谷 | 1.5 目窗 |
| (率谷後 3 分) 天沖 | 1.5 臨泣 (瞳孔直上入髮際 5 分) |
| (天沖下 1 寸，入髮際) 浮白 | 本神 (眼外眥直上入髮際 5 分) |
| (腦戶旁開 2.5 寸) 腦空 | 頷厭 (頭維下 1 寸，咀嚼時穴位會動) |
| 竅陰 | 1 陽白 (眉毛中央上 1 寸，直對瞳孔) |
| (乳突完骨下緣凹) 完骨 | 懸顱 |
| (風府旁開 3 寸凹) 風池 | 1 懸厘 |
| | 曲鬢 (耳上入髮際與耳垂垂直交點) |
| | 瞳子髎 (眼外眥角外側 5 分) |
| | 上關 (在顴骨弓上緣，直對下關) |
| | 聽會 (聽宮下 5 分) |

足少陽膽經 （一）

神奇的電子針灸療法

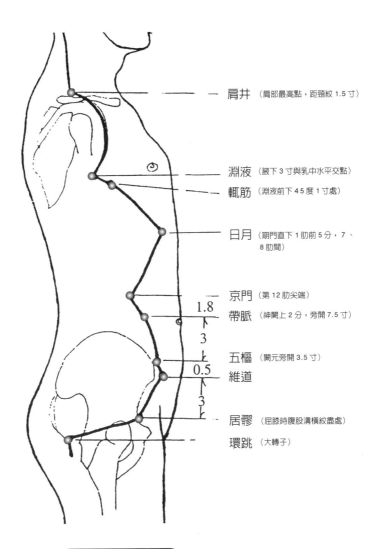

肩井 （肩部最高點，距頸紋 1.5 寸）

淵液 （腋下 3 寸與乳中水平交點）

輒筋 （淵液前下 45 度 1 寸處）

日月 （期門直下 1 肋前 5 分，7、8 肋間）

京門 （第 12 肋尖端）

帶脈 （神闕上 2 分，旁開 7.5 寸）

五樞 （關元旁開 3.5 寸）

維道

居髎 （屈膝時腹股溝橫紋盡處）

環跳 （大轉子）

1.8

3

0.5

3

足少陽膽經（二）

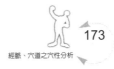

173

經脈、穴道之穴性分析

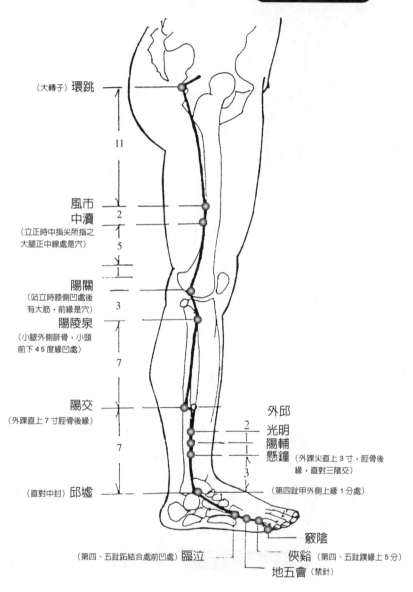

足少陽膽經（三）

（大轉子）環跳

11

風市
中瀆
（立正時中指尖所指之
大腿正中線處是穴）

2

5

陽關
（站立時膝側凹處後
有大筋，前緣是穴）

3

陽陵泉
（小腿外側腓骨，小頭
前下45度緣凹處）

7

陽交
（外踝直上7寸脛骨後緣）

7

外邱
光明
陽輔
懸鐘（外踝尖直上3寸，脛骨後
　　　緣，直對三陰交）

2

1

1

3

（直對中封）邱墟

（第四趾甲外側上緣1分處）

竅陰

俠谿（第四、五趾蹼緣上5分）

（第四、五趾跖結合處前凹處）臨泣

地五會（禁針）

174

神奇的電子針灸療法

## （一）瞳子髎穴

【穴位】由眼外眥外開5分，在眼外眶骨外緣凹陷處是穴。

【扎針】2～3分，由上往外斜扎或灸。

【主治】頭痛目癢、偏頭痛、一切眼疾、魚尾紋、顏面美容。

### 進　階

> 眼睛充血，由瞳子髎放血，針合谷對側。

## （二）聽會穴

【穴位】在耳垂前緣，耳鉤下緣凹陷處是穴。

【扎針】3～5分，或灸。

【主治】一切耳疾、牙關脫臼、中風喎斜、顏面諸疾。

## （三）上關穴

【穴位】在顴骨弓上緣，直對下關凹陷處是穴。

【扎針】2～3分，由前往後沿皮扎，不可太深或灸。

【主治】耳鳴、重聽、目眩、口眼喎斜、口禁、頭痛、偏頭
　　　　痛、顏面諸疾。

### 進　階

> 一、　上關穴又名客主人。
> 二、　不可扎針太深，否則會耳聾。

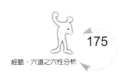

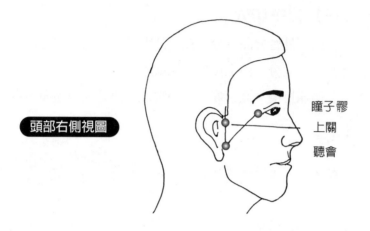

頭部右側視圖

瞳子髎

上關

聽會

## ● （四）頷厭穴 ●

【穴位】由頭維穴直下 1 寸，在顧骨下緣凹陷處是穴。

【扎針】2～3 分，沿皮扎或灸。

【主治】頭風目眩、頭痛、偏頭痛、耳鳴、頸項痛、腦神經
　　　　衰弱。

## ● （五）懸顱穴 ●

【穴位】由頷厭到曲鬢穴，沿著顧骨弧線下緣之前 0.7 寸處
　　　　取穴。

【扎針】2～3 分，或灸。

【主治】頭痛、偏頭痛、齒痛、目痛。

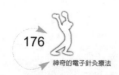

## 進 階

右手食指、中指、無名指、小指四指平齊自然成一弧線，按壓在顳骨上，則小指尖壓住曲鬢穴、無名指尖壓住懸厘穴、中指尖壓住懸顱穴、食指尖壓住頷厭穴。

## ● （六）懸厘穴 ●

【穴位】如懸顱穴進階所示。

【扎針】2～3分，沿皮扎或灸。

【主治】偏頭、目眥痛。

## ● （七）曲鬢穴 ●

【穴位】由角孫穴直前1寸，在顳骨下緣凹陷處是穴，或如懸顱穴進階所示。

【扎針】2～3分，沿皮扎或灸。

【主治】口噤、頷煩腫痛、偏頭痛、腦神經衰弱。

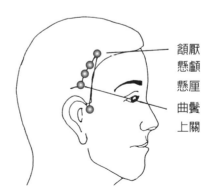

**頭部右側視圖**

頷厭
懸顱
懸厘
曲鬢
上關

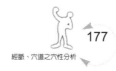

## ● （八）率谷穴 ●

【穴位】由角孫穴直上１.５寸，後開２分之顱骨凹陷處，嚼
物會動之處取穴。

【扎針】２～３分，沿皮扎或灸。

【主治】頭痛、偏頭痛之特效穴、耳鳴、腦神經衰弱。


## ● （九）天沖穴 ●

【穴位】由率谷穴往後斜下４５度方向，距率谷穴３分處取
穴。

【扎針】２～３分，沿皮扎或灸。

【主治】頭痛、偏頭痛、腦神經衰弱。


## ● （十）浮白穴 ●

【穴位】在耳後完骨上緣，凹陷處是穴。

【扎針】２～３分，由前往後沿皮扎或灸。

【主治】頭痛、偏頭痛、後頭痛、腦神經衰弱。


## ● （十一）頭竅陰穴 ●

【穴位】介於浮白與完骨穴間，沿著完骨後緣之弧線中點是
穴。

【扎針】２～３分，沿皮扎或灸。

【主治】目痛、耳鳴、舌強、頭痛、偏頭痛、頸項痛。

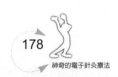

神奇的電子針灸療法

## （十二）完骨穴

【穴位】在耳後完骨最下緣凹陷處是穴。

【扎針】3〜5分，或灸。

【主治】為耳鳴特效穴，頭風、腦疾、腦神經衰弱也具特效，
自律神經失調。

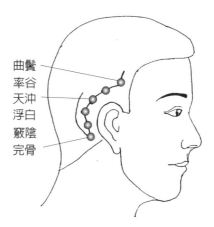

曲鬢
率谷
天沖
浮白
竅陰
完骨

頭部右側視圖

## （十三）本神穴

【穴位】由眼外眥直上，入前髮際5分處取穴。

【扎針】2〜3分，沿皮扎或灸。

【主治】目視不明、眩暈、頭痛、偏頭痛。

## （十四）陽白穴

【穴位】由魚腰穴直上1寸取穴。

【扎針】2〜3分，由內往外沿皮扎或灸。

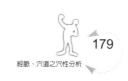

經脈、穴道之穴性分析

【主治】頭痛目昏、弱視、重症肌無力症、眼瞼浮腫、額部
　　　　皺紋。

**進　階**

一、　本穴先灸或扎針效果佳。
二、　重症肌無力症又稱眼瞼下垂。
三、　眼瞼下垂扎針陽白、合谷、三陰交、足臨泣。

## （十五）頭臨泣穴

【穴位】由陽白穴直上，入髮際５分是穴。

【扎針】２～３分，沿皮扎或灸，一說禁灸。

【主治】一切眼疾、頭痛、偏頭痛、鼻塞。

## （十六）目窗穴

【穴位】由頭臨泣直上１.５寸是穴。

【扎針】２～３分，沿皮扎或灸。

【主治】頭目眩痛、視物不明、面腫。

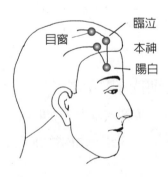

目窗　臨泣　本神　陽白

頭部右側視圖

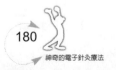

## ● （十七）正營穴 ●

【穴位】由目窗穴直上１.５寸是穴。

【扎針】２～３分，沿皮扎或灸。

【主治】頭痛目眩、腦水腫、腦神經衰弱。


## ● （十八）承靈穴 ●

【穴位】由正營穴直上１.５寸是穴。

【扎針】２～３分，沿皮扎或灸，一說禁針，但電子針灸器
　　　　無妨。

【主治】頭風頭痛、鼻塞。

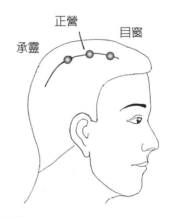

承靈　正營　目窗

**頭部右側視圖**


## ● （十九）腦空穴 ●

【穴位】由腦戶穴旁開２.５寸，正當後顱骨凹陷處是穴。

【扎針】２～３分，沿皮扎或灸。

【主治】頭風頸項強、後頭痛、腦神經衰弱。

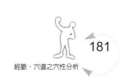

經脈、穴道之穴性分析

**進 階**

> 頸椎若長骨刺，常會引起後頭痛。

承靈

腦空

**頭部右側視圖**

風池

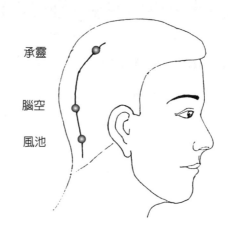

## ● （二十）風池穴 ●

【穴位】由風府穴旁開３寸，在後顱骨下，大筋外凹陷處是
　　　　穴。

【扎針】３～５分直對鼻尖，但不可過深或灸。

【主治】為鼻炎、高血壓之特效穴，腦神經衰弱、精神病、
　　　　失眠、中風、四肢癱瘓、半身不遂、自律神經失調、
　　　　巴金森氏症、動脈硬化、後頭痛。

 **進 階**

> 一、　由骨刺所引起之後頭痛，扎針風池、腦空、後

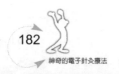

　　谿、阿是穴，約十次可見效。

二、　巴金森氏症是中腦高級腦細胞壞死不能再生，因
　　　而發生不自主之顫抖，又稱風症。

三、　巴金森氏症扎針風池雙、百會、大椎、風府。

四、　精神病發作，扎針風池、人中，可立即鎮靜下來。

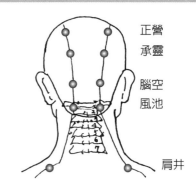

**頭部後視圖**

正營
承靈
腦空
風池
肩井

## ● （二十一）肩井穴 ●

【穴位】由頸側旁開１．５寸，在肩膀正中央線上，正當兩大
　　　　筋間是穴。

【扎針】３～５分，不可過深或灸。

【主治】為一切乳疾、肩背痛、頸項強之特效穴。

### 進　階

一、　扎針不可過深，容易暈針。

二、　扎針肩井穴時，先扎足三里可避免暈
　　　針再扎足三里用以解救。

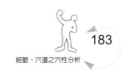

經脈、穴道之穴性分析

## ● （二十二）淵液穴 ●

【穴位】由乳中往外，作一水平線，再由極泉穴往下，作一
　　　　垂直線，此二線之交點介於第五、六胸肋間是穴。

【扎針】2〜3分，或灸，一說禁灸。

【主治】一切肝膽病、胸滿無力、手臂不舉、肋間神經痛。

## ● （二十三）輒筋穴 ●

【穴位】由淵液穴斜前1寸取穴。

【扎針】2〜3分，或灸。

【主治】胸中暴滿、喘不得臥、肋間神經痛。

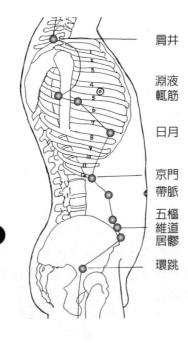

肩井

淵液
輒筋

日月

京門
帶脈

五樞
維道
居髎

環跳

體幹右側視圖

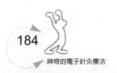

## ● （二十四）日月穴 ●

【穴位】在第七、八胸肋間、直對乳中，上一筋與期門相對。

【扎針】３～５分，或灸。

【主治】一切肝膽病、婦人熱入血室、肋間神經痛。
　　　　為膽經之募穴。

## ● （二十五）京門穴 ●

【穴位】在第十二浮肋尖端盡處是穴。

【扎針】３～５分，或灸。

【主治】急性腰扭傷、腰痛、一切肝膽病、肩背腰髀痛。

## ● （二十六）帶脈穴 ●

【穴位】由神闕直上２分，旁開７．５寸取穴。

【扎針】５～１０分，或灸。

【主治】一切婦科疾病諸如月經不調、痛經、白帶過多、不
　　　　孕症、子宮炎、卵巢炎、腸炎瀉痢、肚腹絞痛、腰
　　　　脅背痛。

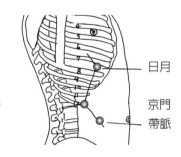

體幹右側視圖

日月
京門
帶脈

經脈、穴道之穴性分析

## （二十七）五樞穴

【穴位】由關元穴旁開３.５寸取穴。

【扎針】５～１０分，或灸。

【主治】一切婦科病、腸炎瀉痢、肚腹絞痛、腰腿痛。


## （二十八）維道穴

【穴位】由五樞穴直下５分是穴。

【扎針】５～１０分，或灸。

【主治】嘔逆不止、三焦不調、一切婦科病。


### 進 階

> 子宮外孕症，因輸卵管狹窄，排卵無法抵達子宮、男性精子通過狹窄的輸卵管與卵子結合而受精，受精卵因而在輸卵管中成長，而擠破輸卵管內出血，是為子宮外孕。


## （二十九）居髎穴

【穴位】在髖臼關節外側正中央，正當兩大筋間凹陷是穴。

【扎針】１０～１２分，或灸。

【主治】腿足癱瘓痿痺，青蛙腿、腰痛、坐骨神經痛。

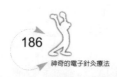

神奇的電子針灸療法

**進 階**

一、 居髎之另一取穴法，手插腰自然貼在腰部，中指
貼在腿側正中線，則中指尖壓住大腿凸骨，凸骨
上方凹陷處是穴，約與曲骨水平。

二、 側臥扎針。

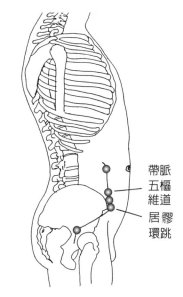

體幹右側視圖

帶脈
五樞
維道
居髎
環跳

## ● （三十）環跳穴 ●

【穴位】由大轉子到臀尖聯線前1/3處取穴。

【扎針】15～20分，或灸。

【主治】坐骨神經痛、青蛙腿、大腿不舉、腰痛、膝不得
伸、無痛分娩。

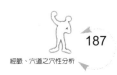

## 進 階

一、 環跳穴另一取穴法，在大腿側正中線，側臥有凸
　　 骨，治骨緣下滑，在骨緣凹陷處是穴。
二、 側臥扎針。
三、 無痛分娩扎針環跳、合谷、三陰交、太沖。

## （三十一）風市穴

【穴位】立正姿勢兩手自然下垂，中指尖貼在大腿側面中線，
　　　　則中指尖盡處是穴。

【扎針】５～１０分，或灸。

【主治】全身痠痛、半身不遂、下肢癱瘓、坐骨神經痛、腰
　　　　痛、膝腿無力、搔癢、對側五十肩。

## 進 階

一、 對側五十肩，就是左手臂五十肩，扎針右側風
　　 市配伏兔穴。
二、 全身痠痛扎針風市配陽陵泉穴。
三、 膝腿無力扎針風市、陽陵泉、內外膝眼、鶴頂
　　 和膝陽關。

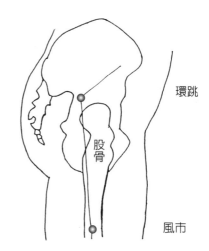

環跳

股骨

右下肢右側視圖

風市

## ● （三十二）中瀆穴 ●

【穴位】由風市穴直下２寸取穴。

【扎針】５～１０分，或灸。

【主治】膝腿風痛、半身不遂、股外麻木、筋疲、全身痠痛。

## ● （三十三）膝陽關穴 ●

【穴位】在膝關節外後之股骨，正當下踝骨與大筋間凹陷處
是穴。

【扎針】５～１０分，禁灸。

【主治】膝關節炎、膝關節冷痛、乏力、不得伸屈。

進 階

膝陽關穴在雙腿站立時有個凹陷。

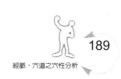

## （三十四）陽陵泉穴

【穴位】在腓骨小頭前，斜下４５度的腓骨前緣凹陷處取穴。

【扎針】５～１０分，可透陰陵泉或灸。

【主治】頭痛、偏頭痛、腦神經衰弱、高山病、頭暈目眩、
　　　　高血壓、動脈硬化、中風、半身不遂、下肢癱瘓、
　　　　胸脅痛、膝關節炎、風症、筋病、肝膽病。
　　　　為十總穴之一，外傷陽陵泉。
　　　　為膽經之合穴。
　　　　為八會穴之一，筋會陽陵泉。

### 進 階

一、　頭暈目眩，扎針陽陵泉，一針見效。

二、　動脈硬化，扎針陽陵泉配太沖、三陰交。

三、　胸脅痛，扎針陽陵泉患側，配足臨泣患側、內關
　　　患側，大約三次可癒。

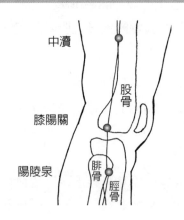

右膝右側視圖

中瀆

股骨

膝陽關

陽陵泉

腓骨

脛骨

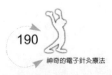

190

## ● （三十五）陽交穴 ●

【穴位】由外邱直後1寸，在腓骨後緣取穴。

【扎針】5～8分，或灸。

【主治】面腫、喉痛、風症、筋病、下肢癱瘓、膝足痛、脛
膝外兼痛。

爲陽維脈之郄穴。

### 進 階

一、 風+濕＝風濕症。
二、 風+寒+濕＝痺症。

## ● （三十六）外邱穴 ●

【穴位】由陽陵泉穴直下7寸，在腓骨前緣取穴。

【扎針】5～１０分，或灸。

【主治】頸項痠痛、風症、筋病、脛膝外廉痛、胸滿、一切
急性肝膽病。

爲膽經之郄穴。

## ● （三十七）光明穴 ●

【穴位】由足外踝尖上５寸，在腓骨前緣取穴。

【扎針】5～１０分，或灸。

【主治】爲一切眼疾之特效穴，肝膽病、筋病、下肢癱瘓、

經脈、穴道之穴性分析

脛熱膝痛、痿痺身體不仁。

爲膽經之絡穴。

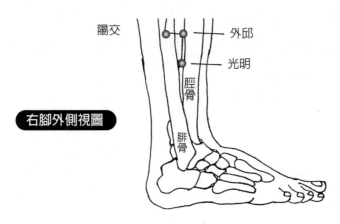

陽交　　　　　　　外邱

　　　　　　　　　光明

脛骨

腓骨

右腳外側視圖

## ●（三十八）陽輔穴 ●

【穴位】由懸鐘穴直上1寸前3分，在脛骨後緣取穴。

【扎針】5～7分，或灸。

【主治】一切眼疾、肝膽病、百節疼痛、顏面諸疾。

　　　　爲膽經之經穴。


## ●（三十九）懸鐘穴 ●

【穴位】由外踝尖上3寸，在腓骨前緣取穴。

【扎針】5～10分，可透三陰交或灸。

【主治】爲一切腦疾及腦疾所引起之全身或下肢癱瘓特效穴，

　　　　頸項痛、腰痛、腳氣。

　　　　爲八會穴之一，髓會絕骨。

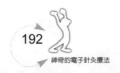

## 進 階

一、 懸鐘穴又名絕骨。

二、 腦病及後遺症，扎針懸鐘配陽陵泉。

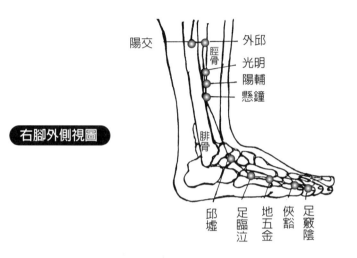

**右腳外側視圖**

陽交　　外邱
脛骨　　光明
　　　　陽輔
　　　　懸鐘
腓骨
邱墟　足臨泣　地五金　俠谿　足竅陰

## ●（四十）邱墟穴 ●

【穴位】用大拇指指腹最高點，按住足外踝尖，往前水平按，
　　　　則大拇指指尖盡處是穴。

【扎針】3～5分，或灸。

【主治】一切肝膽病、筋病、中風及半身不遂，下肢癱瘓、
　　　　足踝扭傷、浮腫。
　　　　為膽經之原穴。

## ●（四十一）足臨泣穴 ●

【穴位】在足背上，正當足第四、五趾蹠骨開岐凹陷處是穴。

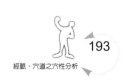

【扎針】3～5分，或灸。

【主治】顏面神經麻痺、三叉神經疼痛、頭痛、偏頭痛、眼
瞼下垂、浮腫、胸脅滿喘、目眩心痛。

為膽經之俞穴。

為八脈交會穴之一，通於帶脈。

 進 階

> 婦人欲斷乳，扎針足臨泣配光明穴。

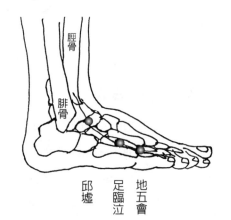

右腳外側視圖

脛骨

腓骨

邱墟　足臨泣　地五會

### （四十二）地五會穴

【穴位】由足臨泣到俠谿穴聯線的前1／3處是穴。

【扎針】2～3分，或禁灸，一說禁針。

【主治】腋下痛、乳癰。

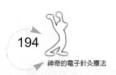

進 階

因穴下有筋，但電子針療無妨。

## （四十三）俠谿穴

【穴位】在足第四、五趾交縫橫紋後5分，正當趾蹠骨間凹
　　　　陷處取穴。

【扎針】2～3分，或灸。

【主治】胸脅支滿、胸痛、顏面浮腫、目赤、眼瞼下垂、目
　　　　眩。

　　　　為膽經之滎穴。

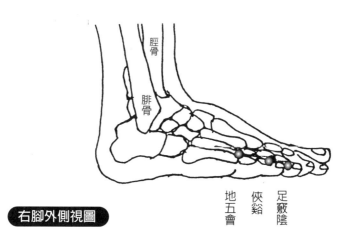

脛骨

腓骨

地五會　俠谿　足竅陰

右腳外側視圖

## （四十四）足竅陰穴

【穴位】在足第四趾趾甲外側 1 分處取穴。

【扎針】1 分或放血或灸。

【主治】一切休克昏迷之急救，難產胞衣不下、頭痛、喉痺、

舌強、口乾、脅痛。

為膽經之井穴。

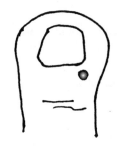

**右足第四趾上視圖**

神奇的電子針灸療法

# 十三、足少陰腎經 27穴左右共54穴

腎經主一切生殖、泌尿器官諸疾。

主新陳代謝與內分泌。

主骨藏精、開竅於耳

腎經與膀胱經互為表裡經。

## 歌 訣

二十七穴足少陰，湧泉、然谷、太谿溢，大鐘、水泉、通照海，復溜、交信、筑賓實，陰骨膝內跗骨後，以上從足走至膝，橫骨、大赫、聯氣穴，四滿、中注、肓俞臍，商曲、石關、陰都密，通谷、幽門半寸闢，折量腹上分十一，步廊、神封、膺靈墟、神藏、或中、俞府畢。

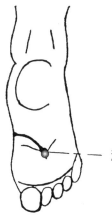

湧泉 （足底人字形分叉處，距中趾至後足根1/3是穴）

足少陰腎經（一）

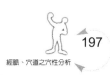

197

經脈、穴道之穴性分析

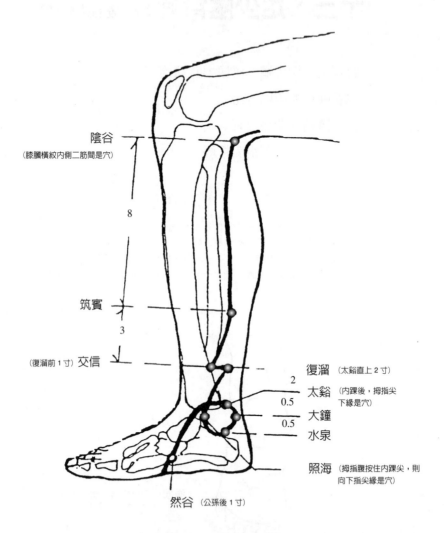

陰谷
(膝膕橫紋內側二筋間是穴)

8

筑賓

3

(復溜前1寸) 交信

2

復溜 (太谿直上2寸)
太谿 (內踝後,拇指尖
下緣是穴)

0.5

大鐘

0.5

水泉

照海 (拇指腹按住內踝尖,則
向下指尖緣是穴)

然谷 (公孫後1寸)

足少陰腎經（二）

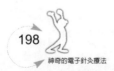

神奇的電子針灸療法

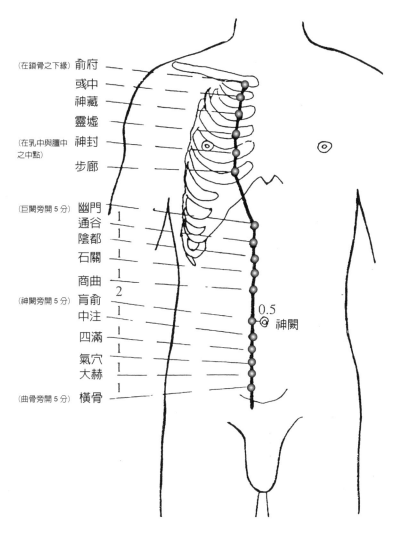

（在鎖骨之下緣）俞府
或中
神藏
靈墟
（在乳中與膻中之中點）神封
步廊

（巨闕旁開5分）幽門
通谷　1
陰都　1
石關　1
商曲　1
　　　　2
（神闕旁開5分）肓俞
中注　1
四滿　1
氣穴
大赫
（曲骨旁開5分）橫骨　1

0.5
◎ 神闕

**足少陰腎經（三）**

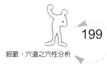

## ● （一）湧泉穴 ●

【穴位】在足底，由足中趾尖到足後跟全長的1/3，舉足有
　　　　大凹陷處是穴。

【扎針】3～5分，或灸。

【主治】爲降血壓、休克昏迷急救要穴，頭昏目眩、足脛寒
　　　　痛、全身痠痛、五趾全痛、足心熱、足不點地。
　　　　爲腎經之井穴。
　　　　爲回陽九針之一。

> 一、　頭頂心痛扎針湧泉穴，男左女右。
> 二、　降心壓，扎針湧泉穴，效果最快。

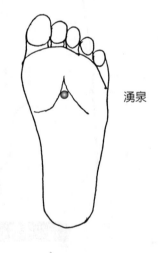

湧泉

腳底圖

## ● （二）然谷穴 ●

【穴位】由公孫穴直後１寸，在舟狀骨下緣凹陷處取穴。

【扎針】５～１０分，或灸。

【主治】足跗腫痛、脛骨痠痛、遺精、月經不調、月經提前、
月經延後、痛經、白帶、子宮帶、出血，卵巢炎。
為腎經之滎穴。

## ● （三）太谿穴 ●

【穴位】用大拇指指腹最高點，按壓住內踝尖，往後水平按，
則大拇指指尖盡處是穴。

【扎針】３～５分，避開動脈或灸。

【主治】為利尿要穴，一切生殖泌尿器官諸疾、腎臟炎、膀
胱炎、前列腺肥大、全身水腫、內分泌失調、新陳
代謝失調、全身虛弱症。
為腎經之原穴。
為回陽九針之一。

### 進 階

一、 尿毒症未洗腎前療效很好，洗腎後僅１／２效果。

二、 尿毒症扎針湧泉、太谿、太沖、復溜、筑賓、三
陰交。

三、 以１／４野菠蘿(林投子)洗淨浸泡(林投子不可去
皮，主取皮肉間之汁液)，加入第二次洗米水一同
燉服，等於洗腎作用。

四、 冬天怕冷扎針太谿雙。

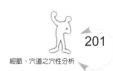

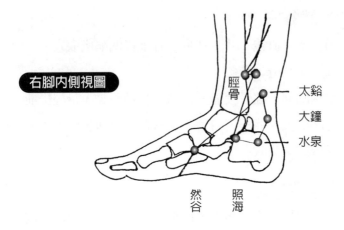

右腳內側視圖

脛骨

太谿
大鐘
水泉

然谷　照海

## ● （四）大鐘穴 ●

【穴位】由太谿穴直下5分，後開5分在跟腱前取穴。

【扎針】3～5分，或灸。

【主治】為利尿要穴，一切注殖泌尿諸疾、男性病、婦科病，
　　　　內分泌失調、新陳代謝失調。
　　　　為腎經之絡穴。

## ● （五）水泉穴 ●

【穴位】由太谿穴直下1寸是穴。

【扎針】3～5分，或灸。

【主治】為利尿要穴，一切生殖泌尿諸疾、男性病、婦科病、
　　　　小腹痛、子宮下垂，主一切急性病。
　　　　為腎經之郄穴。

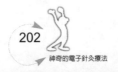

## （六）照海穴

【穴位】用大拇指指腹最高點，按住內踝尖往下垂直按，則
　　　　大拇指指尖盡處是穴。

【扎針】２～３分，或灸。

【主治】為利尿要穴，一切生殖泌尿器官諸疾、腎臟炎、膀
　　　　胱炎、前列腺大、全身水腫、小腹偏痛、子宮下垂
　　　　、陰癢。

　　　　為八脈交會穴之一，通於陰蹻脈。

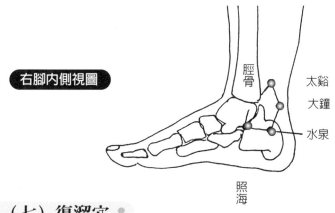

右腳內側視圖

脛骨

太谿
大鐘
水泉

照海

## （七）復溜穴

【穴位】出太谿穴直上２寸是穴（針灸大成）。

【扎針】５～１０分，或灸。

【主治】為清熱解毒要穴，用於戒毒、戒煙、戒酒之特效穴，
　　　　為刺激交感神經之特效穴，無汗症、多汗症、腸鳴
　　　　腹痛、腰脊痛。

　　　　為腎經之經穴。

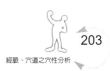

經脈、穴道之穴性分析

一、 戒毒扎針復溜、筑賓、耳針神門、交感、內分泌、
　　肺點。

二、 戒酒扎針復溜、耳針神門、交感、內分泌、肝點。

三、 戒煙扎針復溜、耳針肺點雙。

四、 發汗扎針補復溜、瀉合谷。

五、 止汗扎針瀉復溜、補合谷。

## （八）交信穴

【穴位】由復溜穴直前１寸，在脛骨後緣取穴（針灸大成）。

【扎針】５～１０分，或灸。

【主治】月經不調、子宮下垂、小腹痛、急慢性肝炎、一切
　　　　生殖泌尿器官諸疾。

　　　　爲陰蹻脈之郄穴。

一、 針灸大成記載，復溜穴在太谿穴直上２寸取穴；
　　交信穴在復溜前１寸，正當脛骨後緣取穴。

二、 甲乙經皇甫謐記載，交信穴在太谿穴直上２寸取
　　穴；復溜穴在交信穴前１寸，正當脛骨後緣取穴
　　，結果此二穴位置剛好互換。

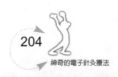

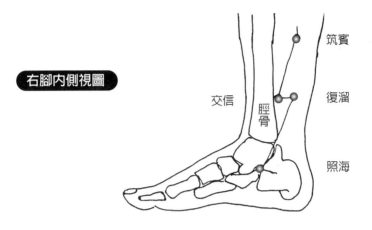

右腳內側視圖

筑賓

交信

脛骨

復溜

照海

## ● （九）筑賓穴 ●

【穴位】由復溜穴直上３寸是穴。

【扎針】５～１０分，或灸。

【主治】為清熱解毒要穴，腹痛、嘔吐涎沫、無汗症、多汗
症。

為陰維脈之郄穴。

## ● （十）陰谷穴 ●

【穴位】在膝膕橫紋內側，正當兩大筋間凹陷處是穴。

【扎針】５～１０分，或灸。

【主治】為利尿要穴，一切生殖泌尿器官諸疾、疝氣陰痛、
陰股內廉痛、腰背痛。

為腎經之合穴。

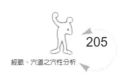

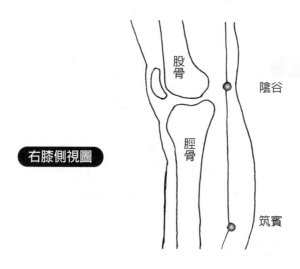

股骨

脛骨

陰谷

筑賓

右膝側視圖

## ● （十一）橫骨穴 ●

【穴位】由曲骨穴旁開5分取穴。

【扎針】5～10分，或灸，一說禁針，但電子針灸器無妨。

【主治】一切生殖泌尿器官諸疾、小腹滿痛。

## ● （十二）大赫穴 ●

【穴位】由中極穴旁開5分取穴。

【扎針】5～10分，或灸。

【主治】陰莖痛、遺尿遺精、陽萎、腎臟炎、膀胱炎、攝護
腺肥大、腰痠背痛。

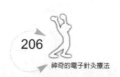

## ● （十三）氣穴穴 ●

【穴位】由關元穴旁開5分取穴。

【扎針】5～10分，或灸。

【主治】陰莖痛、遺尿遺精、腎臟炎、膀胱炎、攝護腺肥大、
　　　　元氣虛弱。

## ● （十四）四滿穴 ●

【穴位】由石門穴旁開5分取穴。

【扎針】5～10分，或灸。

【主治】全身水腫、鼓脹、腳氣、臍下痛、腸炎、肚腹絞痛
　　　　、瀉痢。

## ● （十五）中注穴 ●

【穴位】由陰交穴旁開5分取穴。

【扎針】5～10分，或灸。

【主治】全身水腫、腰脊痛、肚腹絞痛、月經不調。

## ● （十六）肓俞穴 ●

【穴位】由神闕穴旁開5分取穴。

【扎針】5～10分，或灸。

【主治】一切腸骨病、肚腹絞痛。

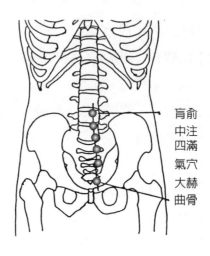

體幹前視圖

肓俞
中注
四滿
氣穴
大赫
曲骨

## （十七）商曲穴

【穴位】由下脘穴旁開５分取穴。

【扎針】５～１０分，或灸。

【主治】急慢性胃炎、腹中切痛、十二指腸潰瘍、肚腹絞痛。

## （十八）石關穴

【穴位】由建里穴旁開五分取穴。

【扎針】５～１０分，或灸。

【主治】脊強腹痛、急慢性胃炎、十二指腸潰瘍。

## （十九）陰都穴

【穴位】由中脘穴旁開５分取穴。

【扎針】５～１０分，或灸。

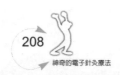

【主治】一切胃病、嘔吐、呃逆、肚腹絞痛。

## ● （二十）通谷穴 ●

【穴位】由上脘穴旁開 5 分取穴。

【扎針】 5～7 分，或灸。

【主治】一切胃病、肚腹絞痛、食道痙攣。

## ● （二十一）幽門穴 ●

【穴位】由巨闕穴旁開 5 分取穴。

【扎針】 5～7 分，或灸。

【主治】胸痛心煩、心痛氣逆、小腹脹滿、食道痙攣。

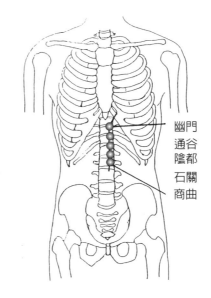

幽門
通谷
陰都
石關
商曲

體幹前視圖

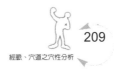

經脈、穴道之穴性分析

## （二十二）步廊穴

【穴位】由中庭穴旁開2寸，介於第五、六胸肋間凹陷處取穴。

【扎針】2～3分，或灸。

【主治】胸脅滿痛、心絞痛、狹心症、肋間神經痛、一切乳疾。

## （二十三）神封穴

【穴位】由膻中穴旁開2寸，介於第四、五胸肋間凹陷處取穴。

【扎針】2～3分，或灸。

【主治】胸脅滿痛、咳逆不得息、嘔吐不食、一切乳疾。

## （二十四）靈墟穴

【穴位】由玉堂穴旁開2寸，介於第三、四胸肋間凹陷處取穴。

【扎針】2～3分，或灸。

【主治】胸脅滿痛、咳逆不得息、嘔吐不食、一切乳疾、肋間神經痛。

## （二十五）神藏穴

【穴位】紫宮穴旁開2寸，介於第二、三胸肋間凹陷處取穴。

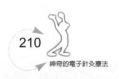

神奇的電子針灸療法

【扎針】2～3分，或灸。

【主治】胸脅滿痛、咳逆不得息、嘔吐不食、一切乳疾、肋間神經痛、小兒雞胸。

### 進階

小兒雞胸，開刀治療效果較好，但扎針亦能改善。扎神藏、靈墟、神封、外開5分共6穴。

## （二十六）或中穴

【穴位】由華蓋穴旁開2寸，介於第一、二胸肋間凹陷處取穴。

【扎針】2～3分，或灸。

【主治】咳逆不得息、氣喘、肺氣腫、肺炎、肋間神經痛。

## （二十七）俞府穴

【穴位】由璇璣穴旁開2寸，介於鎖骨與第一胸肋間凹陷處取穴。

【扎針】2～3分，或灸。

【主治】咳逆不得息、呼吸困難、胸中痛、肋間神經痛。

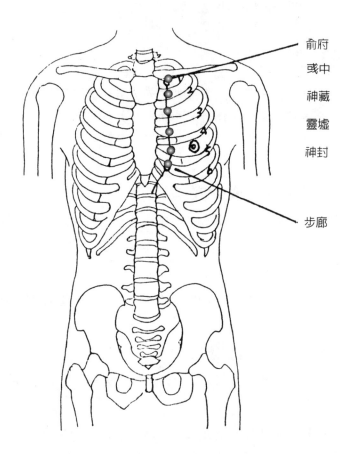

俞府
或中
神藏
靈墟
神封

步廊

**體幹前視圖**

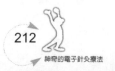

# 十四、足太陽膀胱經 67穴左右共134穴

膀胱經主一切生殖泌尿系統諸疾。

主水氣、眼疾。

主五臟背部俞穴，胸腹部募穴。

膀胱經與腎經互爲表裡經。

**歌 訣**

足膀胱經六十七，睛明目內紅肉藏、攢竹、眉沖與曲差、五處半寸上承光，通天、絡卻、玉枕昂，天柱後際大筋外，大杼背部第二行，風門、肺俞、厥陰四，心俞、督俞、膈俞強、肝、膽、脾、胃俱挨次，三焦、腎、氣海、大腸，關元、小腸、到膀胱，中脊、白環仔細量，自從大杼至白環，各各節外寸半長，上髎、次髎、中、復下，一空二空腰髎當，會陽陰尾骨外取，附分俠脊第三行，魄戶、膏肓、與神堂，譩譆、膈關、魂門九，陽綱、意舍、仍胃倉，肓門、志室、胞肓續，二十椎下秩邊場，承扶臀橫紋中央，殷門、浮郄、到委陽，委中、合陽、承筋是，承山、飛揚、踝跗陽，崑崙、僕參、連申脈，金門、京骨、束骨忙，通谷、至陰小趾旁。

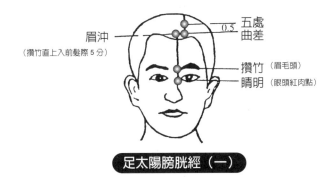

足太陽膀胱經（一）

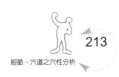

經脈、穴道之穴性分析

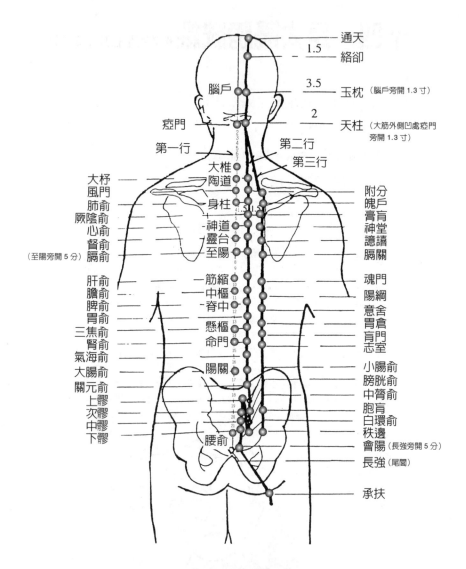

足太陽膀胱經（二）

通天
1.5　絡卻
3.5　玉枕（腦戶旁開 1.3 寸）
2　天柱（大筋外側凹處瘂門
　　　　旁開 1.3 寸）

腦戶
瘂門

第一行　　第二行
　　　　第三行

大椎
陶道
身柱
神道
靈台
至陽

大杼　　　　　　　　附分
風門　　　　　　　　魄戶
肺俞　　　　　　　　膏肓
厥陰俞　　　　　　　神堂
心俞　　　　　　　　譩譆
督俞　　　　　　　　膈關
膈俞
（至陽旁開 5 分）

肝俞　　　　　　　　魂門
膽俞　　　　　　　　陽綱
脾俞　　　　　　　　意舍
胃俞　　　　　　　　胃倉
三焦俞　　　　　　　肓門
腎俞　　　　　　　　志室
氣海俞

大腸俞　　　　　　　小腸俞
關元俞　　　　　　　膀胱俞
上髎　　　　　　　　中膂俞
次髎　　　　　　　　胞肓
中髎　　　　　　　　白環俞
下髎　　　　　　　　秩邊

筋縮
中樞
脊中
懸樞
命門

陽關

腰俞

會陽（長強旁開 5 分）
長強（尾閭）

承扶

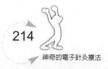

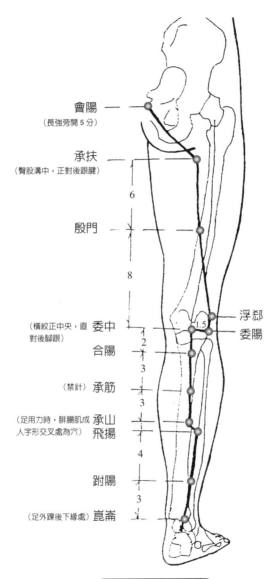

會陽 —
（長強旁開 5 分）

承扶 —
（臀股溝中，正對後跟腱）

6

殷門

8

（橫紋正中央，直
對後腳跟）　委中
　　　　　　合陽

（禁針）　承筋

（足用力時，腓腸肌成　承山
人字形交叉處為穴）　飛揚

跗陽

（足外踝後下緣處）崑崙

浮郄
委陽

1.5
2
3
3
4
3

**足太陽膀胱經（三）**

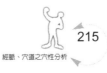

經脈、穴道之穴性分析

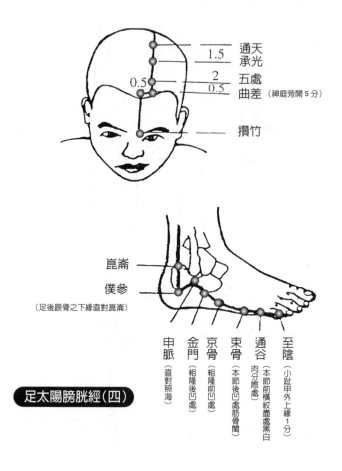

通天　1.5
承光
五處　2
曲差　0.5　（神庭旁開 5 分）
0.5

攢竹

崑崙

僕參

（足後跟骨之下緣直對崑崙）

申脈（直對照海）　金門（粗隆後凹處）　京骨（粗隆前凹處）　束骨（本節後凹處筋骨間）　通谷（本節前凹際處肉分際處）　至陰（小趾甲外上緣 1 分）

足太陽膀胱經（四）

## （一）睛明穴

【穴位】在眼內眥，紅肉正中央是穴。

【扎針】1～2分或灸，一說禁灸。

【主治】為一切眼疾特效穴，頭風目眩。

神奇的電子針灸療法

## （二）攢竹穴

【穴位】在眉毛頭下緣是穴。

【扎針】1～3分，順著眉毛方向針或灸，一說禁灸。

【主治】眉痠眼痛、目中赤痛、前額痛、顏面美容。

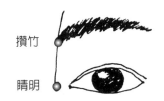

**左眼前視圖**

攢竹

睛明

## （三）眉沖穴

【穴位】由攢竹穴直上，入髮際5分處取穴。

【扎針】2～3分，沿皮扎或灸。

【主治】眉痠眼痛、頭痛、偏頭痛、鼻塞、鼻流臭涕、額部
　　　　皺紋。

## （四）曲差穴

【穴位】由神庭穴旁開1.5寸取穴。

【扎針】2～3分，沿皮扎或灸。

【主治】目視不明、頭痛、偏頭痛、鼻塞。

## （五）五處穴

【穴位】由上星穴旁開1.5寸取穴。

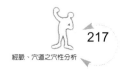

【扎針】2～3分，沿皮扎或灸。

【主治】頭痛、偏頭痛、目視不明、眩暈。

## ● （六）承光穴 ●

【穴位】由五處穴直上1.5寸取穴。

【扎針】2～3分，沿皮扎或禁灸。

【主治】頭痛、頭風目眩、目翳。

## ● （七）通天穴 ●

【穴位】由承光穴直上1.5寸取穴。

【扎針】2～3分，沿皮扎或灸。

【主治】頭重頭痛、項痛不能側轉、白內障、腦神經衰弱。

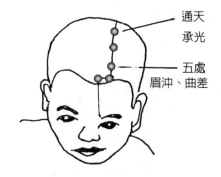

頭部前視圖

通天
承光

五處
眉沖、曲差

## ● （八）絡卻穴 ●

【穴位】由通天穴直上1.5寸取穴。

【扎針】2～3分，沿皮扎或灸，一說禁針。

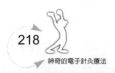

【主治】眩暈、鼻塞、耳鳴、頸項痛不能側轉。

## ● （九）玉枕穴 ●

【穴位】由腦戶穴旁開１.３寸，在後顱骨（枕骨粗隆）凹陷
　　　　處取穴。

【扎針】２～３分，沿皮扎或灸，一說禁針。

【主治】腦風頭頸項痛、腦神經衰弱、頸椎椎間板凸出。

## ● （十）天柱穴 ●

【穴位】由瘂門穴旁開１.３寸，正當大筋外凹陷處是穴。

【扎針】３～５分，沿皮扎或灸，一說禁灸。

【主治】爲咽喉百病之特效穴，頭痛眩暈、鼻塞、目暝不欲
　　　　視、頸項肩背強痛、腦神經衰弱。

咽喉百病，扎針天柱配少商放血。

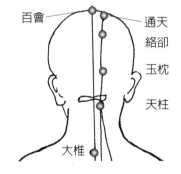

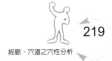
頭部後視圖

經脈、穴道之穴性分析

## （十一）大杼穴

【穴位】在第一胸椎下陶道穴旁開１.５寸取穴。

為八會穴之一，骨會大杼。

【扎針】３～５分，或灸。

【主治】一切呼吸系統諸疾，諸如急慢性肺炎、支氣管炎、肺氣腫、氣喘、肩背痠痛、頭痛目眩。

## （十二）風門穴

【穴位】在第二胸椎下，二椎下旁開１.５寸取穴。

【扎針】３～５分，或灸。

【主治】一切呼吸系統諸疾，諸如急慢性肺炎、支氣管炎、肺氣腫、氣喘、肩背痠痛、頭痛目眩。

## （十三）肺俞穴

【穴位】在第三胸椎下，身柱穴旁開１.５寸取穴。

【扎針】３～５分，或灸。

【主治】一切呼吸系統諸疾，諸如急慢性肺炎、支氣管炎、肺氣腫、氣喘、肩背痠痛、頭痛目眩。

## （十四）厥陰俞穴

【穴位】在第四胸椎下，巨闕俞旁開１.５寸取穴。

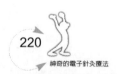

## ● （十五）心俞穴 ●

【穴位】在第五胸椎下，神道穴旁開１.５寸取穴。

【扎針】３～５分，或灸。

【主治】一切心臟、冠狀動脈諸疾，諸如心臟衰弱、心絞痛、
心肌梗塞、心臟麻痺、心室肥大、心悸。


## ● （十六）督俞穴 ●

【穴位】在第六胸椎下，靈台穴旁開１.５寸取穴。

【扎針】３～５分，或灸。

【主治】一切心臟、冠狀動脈諸疾，諸如心臟衰弱、心絞痛、
心肌梗塞、心臟麻痺、心室肥大、心悸。


## ● （十七）膈俞穴 ●

【穴位】在第七胸椎下，至陽穴旁開１.５寸取穴。

【扎針】３～５分，或灸。

【主治】一切心臟、冠狀動脈諸疾，諸如心臟衰弱、心絞痛、
心肌梗塞、心臟麻痺、心室肥大、心悸。
為八會穴之一，血會膈俞。

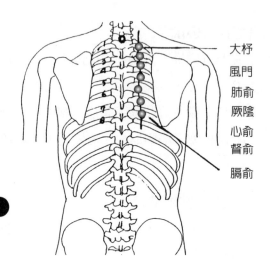

大杼
風門
肺俞
厥陰
心俞
督俞
膈俞

**體幹後視圖**

## ● （十八）肝俞穴 ●

【穴位】在第九胸椎下，筋縮穴旁開１.５寸取穴。

【扎針】５～７分，或灸。

【主治】一切肝膽病，諸如急慢性肝炎、肝硬化、腫大、腹
水、膽囊炎、膽囊結石、黃膽病、肩背痠痛。

## ● （十九）膽俞穴 ●

【穴位】在第十胸椎下，中樞穴旁開１.５寸取穴。

【扎針】５～７分，或灸。

【主治】一切肝膽病，諸如急慢性肝炎、肝硬化、腫大、腹
水、膽囊炎、膽囊結石、黃膽病、肩背痠痛。

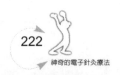

進 階

> 肝病應同時扎針肝俞、膽俞兩穴。

## （二十）脾俞穴

【穴位】在第十一胸椎下，脊中穴旁開１.５寸取穴。

【扎針】５～７分，或灸。

【主治】主一切血液病、婦科病。

## （二十一）胃俞穴

【穴位】在第十二胸椎下，接骨穴旁開１.５寸取穴。

【扎針】５～７分，或灸。

【主治】主一切腸胃病。

## （二十二）三焦俞穴

【穴位】在第十三胸椎下，懸樞穴旁開１.５寸取穴。

【扎針】５～１０分，或灸。

【主治】一切生殖泌尿器官諸疾，諸如腎臟炎、膀胱炎、尿
道炎、陰部騷癢、婦科病、坐骨神經痛、膝腿腰無
力。

## ● （二十三）腎俞穴 ●

【穴位】在第十四胸椎下，命門穴旁開１.５寸取穴。

【扎針】５～１０分，或灸。

【主治】一切生殖泌尿器官諸疾，諸如腎臟炎、膀胱炎、尿
道炎、陰部騷癢、婦科病、坐骨神經痛、膝腿腰無
力。

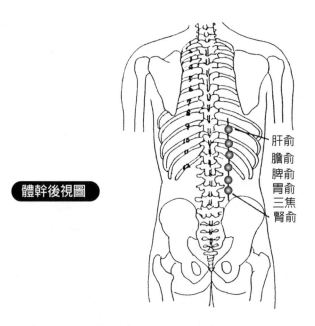

體幹後視圖

肝俞
膽俞
脾俞
胃俞
三焦
腎俞

## ● （二十四）氣海俞 ●

【穴位】在第十五胸椎下，下極俞穴旁開１.５寸取穴。

【扎針】５～１０分，或灸。

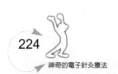

【主治】一切生殖泌尿器官諸疾，諸如腎臟炎、膀胱炎、尿
道炎、陰部騷癢、婦科病、坐骨神經痛、膝腿腰無
力。

## ● （二十五）大腸俞 ●

【穴位】在第十六胸椎下，陽關穴旁開１.５寸取穴。

【扎針】５～１０分，或灸。

【主治】一切生殖泌尿器官諸疾，諸如腎臟炎、膀胱炎、尿
道炎、陰部騷癢、婦科病、坐骨神經痛、膝腿腰無
力。

## ● （二十六）關元俞 ●

【穴位】在第十七胸椎下，十七椎下旁開１.５寸取穴。

【扎針】５～１０分，或灸。

【主治】一切生殖泌尿器官諸疾，諸如腎臟炎、膀胱炎、尿
道炎、陰部騷癢、婦科病、坐骨神經痛、膝腿腰無
力。

## ● （二十七）小腸俞 ●

【穴位】在第十八胸椎下，鳩杞穴旁開１.５寸取穴。

【扎針】５～１０分，或灸。

【主治】一切生殖泌尿器官諸疾，諸如腎臟炎、膀胱炎、尿

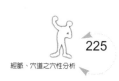

經脈、穴道之穴性分析

道炎、陰部騷癢、婦科病、坐骨神經痛、膝腿腰無
力。

## （二十八）膀胱兪

【穴位】在第十九胸椎下，腰奇穴旁開１.５寸取穴。
　　　　爲膀胱經之兪穴。

【扎針】５～１０分，或灸。

【主治】一切生殖泌尿器官諸疾，諸如腎臟炎、膀胱炎、尿
　　　　道炎、陰部騷癢、婦科病、坐骨神經痛、膝腿腰無
　　　　力。

## （二十九）中臀兪

【穴位】在第二十胸椎下，下椎穴旁開１.５寸取穴。

【扎針】５～１０分，或灸。

【主治】一切生殖泌尿器官諸疾，諸如腎臟炎、膀胱炎、尿
　　　　道炎、陰部騷癢、婦科病、坐骨神經痛、膝腿腰無
　　　　力。

## （三十）白環兪

【穴位】在第二十一胸椎下，腰兪穴旁開１.５寸取穴。

【扎針】５～１０分，或灸。

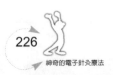

神奇的電子針灸療法

【主治】一切生殖泌尿器官諸疾，諸如腎臟炎、膀胱炎、尿
　　　　道炎、陰部騷癢、婦科病、坐骨神經痛、膝腿腰無
　　　　力。

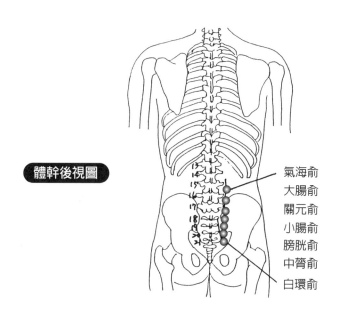

體幹後視圖

氣海俞
大腸俞
關元俞
小腸俞
膀胱俞
中膂俞
白環俞

## （三十一） 上髎穴

【穴位】由第十八椎棘突間，旁開1寸的第一骶孔凹陷處是
　　　　穴。

【扎針】5～8分，或灸。

【主治】精力減退、遺精、大小便不利、月經不調、子宮下
　　　　垂、痛經、坐骨神經痛。

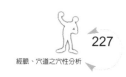

## （三十二）次髎穴

【穴位】由第十九椎棘突間，旁開 1 寸的第二骶孔凹陷處是穴。

【扎針】5～8 分，或灸。

【主治】精力減退、遺精、大小便不利、月經不調、子宮下垂、痛經、坐骨神經痛。


## （三十三）中髎穴

【穴位】由第二十椎棘突間，旁開 1 寸的第三骶孔凹陷處是穴。

【扎針】5～8 分，或灸。

【主治】精力減退、遺精、大小便不利、月經不調、子宮下垂、痛經、坐骨神經痛。


## （三十四）下髎穴

【穴位】在第二十一椎棘突間，旁開 1 寸的第四骶孔凹陷處是穴。

【扎針】5～8 分，或灸。

【主治】精力減退、遺精、大小便不利、月經不調、子宮下垂、痛經、坐骨神經痛。

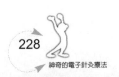

神奇的電子針灸療法

## （三十五）會陽穴

【穴位】由尾骶骨端外斜上４５度方向，５分處取穴。

【扎針】５～８分，或灸。

【主治】尾骶受傷、久痔便血、坐骨神經痛。

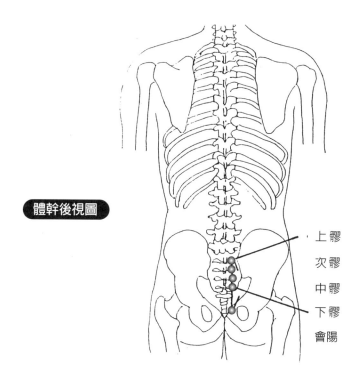

體幹後視圖

上髎
次髎
中髎
下髎
會陽

## （三十六）附分穴

【穴位】在風門外開１.５寸，二椎下外開３寸取穴。

【扎針】３～５分，或灸。

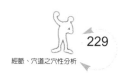

【主治】一切呼吸系統諸疾，諸如急慢性肺炎、支氣管炎、
　　　　肺氣腫、氣喘、肩背痠痛、頭痛目眩。


## ● （三十七）魄戶穴 ●

【穴位】在肺俞外開１.５寸，身柱穴外開３寸取穴。

【扎針】３～５分，或灸。

【主治】一切呼吸系統諸疾，諸如急慢性肺炎、支氣管炎、
　　　　肺氣腫、氣喘、肩背痠痛、頭痛目眩。


## ● （三十八）膏肓穴 ●

【穴位】在厥陰俞外開１.５寸，巨闕俞外開３寸取穴。

【扎針】３～５分，或灸。

【主治】一切心臟、冠狀動脈諸疾，諸如心臟衰弱、心絞痛、
　　　　心肌梗塞、心臟麻痺、心室肥大、心悸。


## ● （三十九）神堂穴 ●

【穴位】在心俞外開１.５寸，神道外開３寸取穴。

【扎針】３～５分，或灸。

【主治】一切心臟、冠狀動脈諸疾，諸如心臟衰弱、心絞痛、
　　　　心肌梗塞、心臟麻痺、心室肥大、心悸。

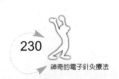

## ● （四十）譩譆穴 ●

【穴位】在督俞外開１．５寸，靈台外開３寸取穴。

【扎針】３～５分，或灸。

【主治】一切心臟、冠狀動脈諸疾，諸如心臟衰弱、心絞痛、心肌梗塞、心臟麻痹、心室肥大、心悸。

## ● （四十一）膈關穴 ●

【穴位】在膈俞外開１．５寸，至陽外開３寸取穴。

【扎針】３～５分，或灸。

【主治】一切心臟、冠狀動脈諸疾，諸如心臟衰弱、心絞痛、心肌梗塞、心臟麻痹、心室肥大、心悸。

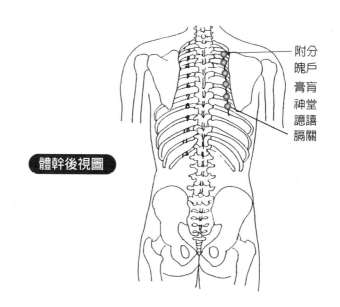

附分
魄戶
膏肓
神堂
譩譆
膈關

**體幹後視圖**

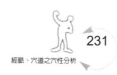

經脈、穴道之穴性分析

## ● （四十二）魂門穴 ●

【穴位】在肝俞外開１．５寸，筋縮穴外開３寸取穴。

【扎針】５～７分，或灸。

【主治】一切肝膽病，諸如急慢性肝炎、肝硬化及腹脹、小
　　　　便黃澀。

## ● （四十三）陽綱穴 ●

【穴位】在膽俞外開１．５寸，中樞穴外開３寸取穴。

【扎針】５～７分，或灸。

【主治】一切肝膽病，諸如急慢性肝炎、肝硬化及腹脹、小
　　　　便黃澀。

## ● （四十四）意舍穴 ●

【穴位】在脾俞外開１．５寸，脊中穴外開３寸取穴。

【扎針】５～７分，或灸。

【主治】腹脹背痛、腸胃病、血液病。

## ● （四十五）胃倉穴 ●

【穴位】在胃俞外開１．５寸，接骨穴外開３寸取穴。

【扎針】５～７分，或灸。

【主治】腹脹背痛、腸胃病、血液病。

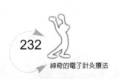

## ● （四十六）肓門穴 ●

【穴位】在三焦俞外開１.５寸，懸樞穴外開３寸取穴。

【扎針】５～１０分，或灸。

【主治】心下痛、腹中痛、大小便不利、婦科病、腰脊痛。


## ● （四十七）志室穴 ●

【穴位】在腎俞外開１.５寸，命門穴外開３寸取穴。

【扎針】５～１０分，或灸。

【主治】心下痛、腹中痛、大小便不利、婦科病、腰脊痛。

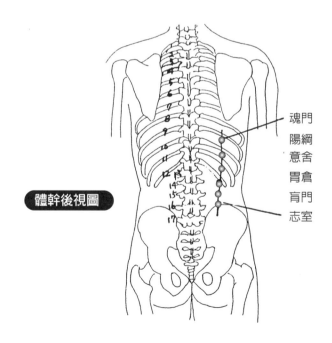

體幹後視圖

魂門
陽綱
意舍
胃倉
肓門
志室

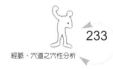

經脈、穴道之穴性分析

## （四十八）胞肓穴

【穴位】在膀胱俞外開１.５寸，鳩杞穴外開３寸取穴。

【扎針】５～１０分，或灸。

【主治】心下痛、腹中痛、大小便不利、婦科病、腰脅痛。


## （四十九）秩邊穴

【穴位】在白環俞外開１.５寸，腰俞外開３寸取穴。

【扎針】２０～３０分，或灸。

【主治】爲坐骨神經痛第一要穴，腰背痠痛、痔瘡。


### 進 階

一、 坐骨神經後側疼痛，扎針秩邊配腎俞、委中、承
　　 扶、坐骨點、承山，扎完後委中再放血。外廉側
　　 疼痛，扎針秩邊配環跳、風市。

二、 秩邊穴扎針，針感可直達腳底。

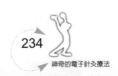

234
神奇的電子針灸療法

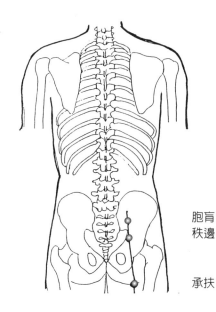

體幹後視圖

胞肓
秩邊

承扶

## ● （五十）承扶穴 ●

【穴位】在臀股溝中正中央，直對後跟腱取穴。

【扎針】１０～１２分，或灸，一說禁灸。

【主治】坐骨神經痛、腰痠背痛、便祕、痔瘡。

## ● （五十一）殷門穴 ●

【穴位】由承扶穴直下６寸取穴。

【扎針】５～１０分，或灸，一說禁灸。

【主治】坐骨神經痛、股腫、腰脊無可仰臥。

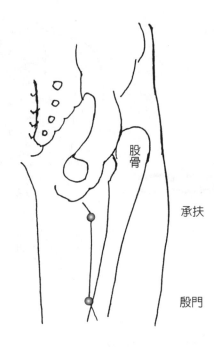

股骨

承扶

殷門

右臀後視圖

## ● （五十二）浮郄穴 ●

【穴位】由委陽穴直上１寸取穴。

【扎針】５～１０分，或放血或灸。

【主治】坐骨神經痛、腰背痠痛、股外筋急、痔瘡。

## ● （五十三）委陽穴 ●

【穴位】由委中穴外開１寸取穴。

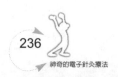

神奇的電子針灸療法

【扎針】5～10分，或灸。

【主治】坐骨神經痛、腰脊胁下腫痛、小腹滿、小便不利。

## ● （五十四）委中穴 ●

【穴位】在膝膕橫紋正中央點，直對後跟腱是穴。

【扎針】5～10分，或放血或灸。

【主治】腰痠背痛、半身不遂、頸項強、坐骨神經痛、膝痛、
腿軟無力、上下樓梯困難、靜脈曲張。

為膀胱經之合穴。

為四總穴之一，腰背委中求。

### 進 階

> 腰扭傷俗稱閃腰，只要委中放血，效果就有百分之
> 五十。

## ● （五十五）合陽穴 ●

【穴位】由委中穴直下2寸取穴。

【扎針】5～10分，或灸。

【主治】腰脊痛、肩背痠痛、足脛痠腫痛、膀胱炎、腎臟炎。

經脈、穴道之穴性分析

## （五十六）承筋穴

【穴位】介於合陽與承山兩穴連線之中點取穴。

【扎針】禁針或灸，但電子針灸器無妨。

【主治】腰背拘急、腳脛跟疼痛。

 進　階

> 承筋穴為筋之交會處，扎針會扎到筋，非常痛。

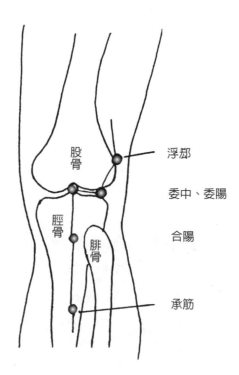

股骨

脛骨

腓骨

浮郗

委中、委陽

合陽

承筋

**膝蓋後視圖**

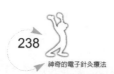

## • （五十七）承山穴 •

【穴位】由腓腸肌下緣正中央，舉足時有個大凹陷處是穴。

【扎針】５～１０分，或灸。

【主治】腓腸肌痙攣特效穴，痔瘡、痔瘻、脫肛特效穴，腰
背痠痛、膝腫痛、脛痠腳跟疼痛。

## • （五十八）飛揚穴 •

【穴位】由崑崙穴直上７寸取穴。

【扎針】５～１０分，或灸。

【主治】頭目眩暈、頸肩背痠痛、坐骨神經痛、精神萎靡。
為膀胱經之絡穴。

### 進 階

飛揚扎針，會有神采飛揚上清頭目之功。

## • （五十九）跗陽穴 •

【穴位】由崑崙穴直上３寸取穴。

【扎針】５～１０分，或灸。

【主治】頭重鈍痛、腰痛、肩背痛、脛痛。
為陽蹻脈之郄穴。

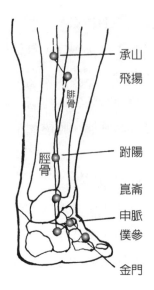

承山
飛揚
腓骨
脛骨
跗陽
崑崙
申脈
僕參
金門

腳部後視圖

## ● （六十）崑崙穴 ●

【穴位】用大拇指指腹最高點，按住外踝尖，往後水平按，
　　　　則大拇指指尖盡處是穴。

【扎針】3～5分，或灸，一說孕婦禁針。

【主治】腰椎痛、頸肩背痠痛、腳氣、難產胞衣不下、坐骨
　　　　神經痛。

　　　　為膀胱經之經穴。

進 階

崑崙穴在後腳跟之筋骨間凹陷處。

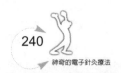

神奇的電子針灸療法

## ● （六十一）僕參穴 ●

【穴位】在足後腳跟，跟骨下緣直對崑崙取穴。

【扎針】3～5分，或灸。

【主治】為腦震盪後遺症之特效穴，後腳跟挫傷、骨質增生、腰痛、足痿。

## ● （六十二）申脈穴 ●

【穴位】用大拇指指腹最高點，按住外踝尖，往下垂直按，則大拇指指尖盡處，正當骨隙間是穴。

【扎針】2～3分，或灸，一說禁針。

【主治】頸項強、肩背痠痛、腰腳痛、膝脛痠痛、坐骨神經痛、腳不能伸屈、失眠、腦神經衰弱。

為八脈交會穴之一，通於陽蹻脈。

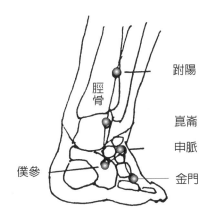

.右腳後視圖

脛骨
僕參
跗陽
崑崙
申脈
金門

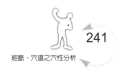

經脈、穴道之穴性分析

## ● （六十三）金門穴 ●

【穴位】用中指第二節橫紋按住外踝尖，往前斜４５度方向，
則中指指尖在粗隆後凹陷處是穴。

【扎針】３～５分，或灸。

【主治】為頭暈目眩、腦神經衰弱、失眠之特效穴，坐骨神
經痛、膝脛痠痛。

為膀胱經之郄穴。

## ● （六十四）京骨穴 ●

【穴位】在足第五趾本節後３寸，正當粗隆前緣凹陷處是穴。

【扎針】５～８分，或灸。

【主治】為腰痛、坐骨神經痛之特效穴，頭痛目眩、頸項強
痙攣、善驚。

為膀胱經之原穴。

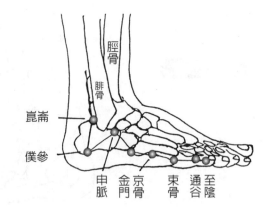

右腳外側視圖

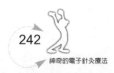

神奇的電子針灸療法

## ● （六十五）束骨穴 ●

【穴位】在足第五趾本節後凹陷處取穴。

【扎針】5～8分，或灸。

【主治】頭痛目眩、內眥赤痛、腰膝痛、頸項不得回顧。

　　　　為膀胱經之俞穴。


## ● （六十六）通谷穴 ●

【穴位】在足第五趾本節前，黑白肉分際處，正當本節橫紋

　　　　盡處是穴。

【扎針】3～5分，或灸。

【主治】頭痛目眩、頸項強、流鼻血、流眼淚、胎位不正、

　　　　坐骨神經痛。

　　　　為膀胱經之滎穴。

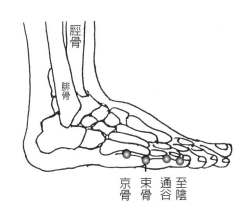

右腳外側視圖

脛骨
腓骨
京骨　束骨　通谷　至陰

經脈、穴道之穴性分析

## ● （六十七）至陰穴 ●

【穴位】在足第五趾趾甲外側 1 分處取穴。

【扎針】1 分，或放血或灸。

【主治】為顏面神經麻痺、三叉神經疼痛之特效穴，頭重目
　　　　眩、鼻塞、胸脅疼痛、高熱、胎位不正、休克昏迷
　　　　之急救。

　　　　為膀胱經之井穴。

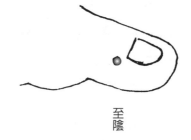

右趾小趾頭圖

至
陰

神奇的電子針灸療法

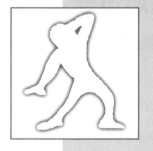

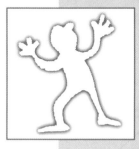

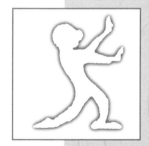

一、十四經脈穴道檢字索引

二、耳針穴位圖

附錄 4

# 十四經脈穴道檢字索引

| 穴名 | NO | 針深 | 經名 | 穴名 | NO | 針深 | 經名 | 穴名 | NO | 針深 | 經名 |
|---|---|---|---|---|---|---|---|---|---|---|---|
| **2 劃** | | | | 天井 | 151 | 5 | 三 | 日月 | 173 | 3 | 膽 |
| 人中 | 90 | 3 | 督 | 天髎 | 151 | 7 | 三 | 心俞 | 214 | 5 | 膀 |
| 人迎 | 108 | 3 | 胃 | 天牖 | 150 | 7 | 三 | 五處 | 213 | 3 | 膀 |
| 二間 | 42 | 3 | 大 | 天樞 | 108 | 10 | 胃 | 五樞 | 173 | 10 | 膽 |
| **3 劃** | | | | 天沖 | 172 | 3 | 膽 | **5 劃** | | | |
| 三陽絡 | 151 | × | 三 | 天谿 | 130 | 3 | 脾 | 四白 | 107 | 3 | 胃 |
| 三陰交 | 129 | 10 | 脾 | 天突 | 75 | 3 | 任 | 四滿 | 199 | 8 | 腎 |
| 大巨 | 108 | 10 | 胃 | 太淵 | 30 | 3 | 肺 | 四瀆 | 151 | 15 | 三 |
| 大迎 | 108 | 3 | 胃 | 太乙 | 108 | 8 | 胃 | 玉枕 | 214 | 3 | 膀 |
| 大包 | 130 | 3 | 脾 | 太谿 | 198 | 5 | 腎 | 玉堂 | 75 | 3 | 任 |
| 大都 | 129 | 3 | 脾 | 太白 | 129 | 8 | 脾 | 外陵 | 108 | 10 | 胃 |
| 大橫 | 130 | 10 | 脾 | 太沖 | 163 | 5 | 肝 | 外關 | 151 | 8 | 三 |
| 大鐘 | 198 | 5 | 腎 | 少商 | 30 | 放血 | 肺 | 外邱 | 174 | 12 | 膽 |
| 大赫 | 199 | 8 | 腎 | 少沖 | 56 | 1 | 心 | 巨骨 | 41 | 5 | 大 |
| 大杼 | 214 | 5 | 膀 | 少府 | 56 | 5 | 心 | 巨髎 | 107 | 5 | 胃 |
| 大腸俞 | 214 | 10 | 膀 | 少海 | 56 | 8 | 心 | 巨闕 | 75 | 3 | 任 |
| 大陵 | 142 | 5 | 包 | 少澤 | 63 | 1 | 小 | 正營 | 172 | 3 | 膽 |
| 大敦 | 163 | 3 | 肝 | 支正 | 63 | 12 | 小 | 石門 | 75 | 10 | 任 |
| 大椎 | 91 | 5 | 督 | 支溝 | 151 | 8 | 三 | 石關 | 199 | 8 | 腎 |
| 小海 | 63 | 3 | 小 | 內關 | 142 | 8 | 包 | 申脈 | 216 | 3 | 膀 |
| 小腸俞 | 214 | 10 | 膀 | 內庭 | 109 | 3 | 胃 | 本神 | 172 | 3 | 膽 |
| 上廉 | 42 | 10 | 大 | 中府 | 30 | 3 | 肺 | 目窗 | 172 | 3 | 膽 |
| 上巨虛 | 109 | 10 | 胃 | 中沖 | 142 | 1 | 包 | 禾髎 | 42 | 3 | 大 |
| 上關 | 172 | 3 | 膽 | 中渚 | 151 | 5 | 三 | 白環俞 | 214 | 10 | 膀 |
| 上髎 | 214 | 7 | 膀 | 中瀆 | 174 | 10 | 膽 | **6 劃** | | | |
| 上星 | 90 | 3 | 督 | 中注 | 199 | 8 | 腎 | 地倉 | 107 | 3 | 胃 |
| 上脘 | 75 | 8 | 任 | 中都 | 163 | 10 | 肝 | 地機 | 129 | 15 | 脾 |
| 下廉 | 42 | 10 | 大 | 中封 | 163 | 5 | 肝 | 地五會 | 174 | × | 膽 |
| 下巨虛 | 109 | 10 | 胃 | 中脘 | 75 | 8 | 任 | 曲賓 | 172 | 3 | 膽 |
| 下關 | 107 | 5 | 胃 | 中極 | 75 | 7 | 任 | 曲澤 | 142 | 10 | 包 |
| 下脘 | 75 | 8 | 任 | 中庭 | 75 | 3 | 任 | 曲泉 | 163 | 8 | 肝 |
| 下髎 | 214 | 7 | 膀 | 中樞 | 91 | × | 督 | 曲骨 | 75 | 5 | 任 |
| 三間 | 42 | 3 | 大 | 中膂俞 | 214 | 10 | 膀 | 曲池 | 42 | 10 | 大 |
| 三焦俞 | 214 | 10 | 膀 | 水突 | 108 | 3 | 胃 | 曲垣 | 63 | 5 | 小 |
| **4 劃** | | | | 水道 | 108 | 8 | 胃 | 曲差 | 213 | 3 | 膀 |
| 天府 | 30 | 8 | 肺 | 水泉 | 198 | 5 | 腎 | 次髎 | 214 | 7 | 膀 |
| 天鼎 | 42 | 3 | 大 | 水分 | 75 | 3 | 任 | 血海 | 129 | 5 | 脾 |
| 天窗 | 62 | 3 | 小 | 手三里 | 42 | 10 | 大 | 沖門 | 130 | 5 | 脾 |
| 天宗 | 63 | 5 | 小 | 手五里 | 42 | × | 大 | 沖陽 | 109 | 5 | 胃 |
| 天容 | 62 | 5 | 小 | 孔最 | 30 | 10 | 肺 | 伏兔 | 109 | 8 | 胃 |
| 天柱 | 214 | 5 | 膀 | 尺澤 | 30 | 10 | 肺 | 交信 | 198 | 10 | 腎 |
| 天池 | 142 | 3 | 包 | 公孫 | 129 | 10 | 脾 | 耳門 | 150 | 5 | 三 |
| 天泉 | 142 | 8 | 包 | 不容 | 108 | 3 | 胃 | 合谷 | 42 | 8 | 大 |

神奇的電子針灸療法

| 穴名 | NO | 針深 | 經名 | 穴名 | NO | 針深 | 經名 | 穴名 | NO | 針深 | 經名 |
|---|---|---|---|---|---|---|---|---|---|---|---|
| 光明 | 174 | 10 | 膽 | 委陽 | 215 | 10 | 膀 | **10劃** | | | |
| 列缺 | 30 | 3 | 肺 | 金門 | 216 | 5 | 膀 | 浮白 | 172 | 3 | 膽 |
| 至陽 | 91 | 5 | 督 | 京骨 | 216 | 8 | 膀 | 浮郄 | 215 | 10 | 膀 |
| 至陰 | 216 | 放血 | 膀 | 京門 | 173 | 5 | 膽 | 缺盆 | 108 | 3 | 胃 |
| 合陽 | 215 | 10 | 膀 | 居髎 | 173 | 12 | 膽 | 氣海 | 75 | 8 | 任 |
| 百會 | 91 | 3 | 督 | 府舍 | 130 | 8 | 脾 | 氣海俞 | 214 | 10 | 膀 |
| 行間 | 163 | 5 | 肝 | 周榮 | 130 | 3 | 脾 | 氣舍 | 108 | 3 | 胃 |
| **7劃** | | | | 命門 | 91 | 5 | 督 | 氣戶 | 108 | 3 | 胃 |
| 足三里 | 109 | 10 | 胃 | 長強 | 91 | 10 | 督 | 氣沖 | 108 | 5 | 胃 |
| 足五里 | 163 | 15 | 肝 | 乳中 | 108 | 拔罐 | 胃 | 氣穴 | 199 | 8 | 腎 |
| 足竅陰 | 174 | 放血 | 膽 | 乳根 | 108 | 3 | 胃 | 庫房 | 108 | 3 | 胃 |
| 足臨泣 | 174 | 5 | 膽 | 秉風 | 63 | 3 | 小 | 胸鄉 | 130 | 3 | 脾 |
| 肓俞 | 199 | 10 | 腎 | 和髎 | 150 | 3 | 三 | 消濼 | 151 | 7 | 三 |
| 肓門 | 214 | 10 | 膀 | **9劃** | | | | 秩邊 | 214 | 35 | 膀 |
| 志室 | 214 | 10 | 膀 | 俠白 | 30 | 8 | 肺 | 殷門 | 215 | 10 | 膀 |
| 身柱 | 91 | 5 | 督 | 俠谿 | 174 | 5 | 膽 | 脊中 | 91 | 5 | 督 |
| 兌端 | 90 | 1 | 督 | 神門 | 56 | 5 | 心 | 素髎 | 90 | 1 | 督 |
| 步廊 | 199 | 3 | 腎 | 神封 | 199 | 3 | 腎 | 或中 | 199 | 3 | 腎 |
| 迎香 | 42 | 3 | 大 | 神藏 | 199 | 3 | 腎 | **11劃** | | | |
| 附分 | 214 | 5 | 膀 | 神堂 | 214 | 5 | 膀 | 通谷 | 199 | 8 | 腎 |
| 束骨 | 216 | 8 | 膀 | 神闕 | 75 | 灸 | 任 | 通里 | 56 | 8 | 心 |
| 肝俞 | 214 | 7 | 膀 | 神庭 | 90 | × | 督 | 通天 | 216 | 3 | 膀 |
| 角孫 | 150 | 3 | 三 | 神道 | 91 | 5 | 督 | 通谷 | 216 | 3 | 膀 |
| 肘髎 | 42 | 10 | 大 | 風府 | 91 | 5 | 督 | 陰市 | 109 | 8 | 胃 |
| 完骨 | 172 | 5 | 膽 | 風市 | 174 | 5 | 膽 | 陰陵泉 | 129 | 15 | 脾 |
| **8劃** | | | | 風池 | 172 | 10 | 膽 | 陰郄 | 56 | 7 | 心 |
| 青靈 | 56 | × | 心 | 風門 | 214 | 5 | 膀 | 陰谷 | 198 | 10 | 腎 |
| 肩髃 | 42 | 7 | 大 | 肺俞 | 214 | 5 | 膀 | 陰都 | 199 | 8 | 腎 |
| 肩貞 | 63 | 12 | 小 | 胞肓 | 214 | 10 | 膀 | 陰包 | 163 | 15 | 肝 |
| 肩中俞 | 63 | 7 | 小 | 飛揚 | 215 | 10 | 膀 | 陰廉 | 163 | 15 | 肝 |
| 肩外俞 | 63 | 7 | 小 | 前谷 | 63 | 3 | 小 | 陰交 | 75 | 8 | 任 |
| 肩髎 | 151 | 7 | 三 | 後谿 | 63 | 8 | 小 | 條口 | 109 | 10 | 胃 |
| 肩井 | 173 | 5 | 膽 | 後頂 | 91 | 3 | 督 | 梁邱 | 109 | 5 | 胃 |
| 承靈 | 172 | × | 膽 | 胃俞 | 214 | 7 | 膀 | 梁門 | 108 | 5 | 胃 |
| 承漿 | 75 | 3 | 任 | 胃倉 | 214 | 7 | 膀 | 陶道 | 91 | 5 | 督 |
| 承泣 | 107 | 3 | 胃 | 眉沖 | 213 | 3 | 膀 | 陷谷 | 109 | 5 | 胃 |
| 承滿 | 108 | 5 | 胃 | 食竇 | 130 | 3 | 脾 | 帶脈 | 173 | 10 | 膽 |
| 承光 | 216 | 3 | 膀 | 俞府 | 199 | 3 | 腎 | 商丘 | 129 | 5 | 脾 |
| 承山 | 215 | 10 | 膀 | 郄門 | 142 | 12 | 包 | 商陽 | 42 | 1 | 大 |
| 承扶 | 215 | 12 | 膀 | 幽門 | 199 | 5 | 腎 | 商曲 | 199 | 8 | 腎 |
| 邱墟 | 174 | 5 | 膽 | 屋翳 | 108 | 3 | 胃 | 魚際 | 30 | 5 | 肺 |
| 承筋 | 215 | × | 膀 | 建里 | 75 | 8 | 任 | 崑崙 | 216 | 5 | 膀 |
| 委中 | 215 | 放血 | 膀 | 急脈 | 163 | 10 | 肝 | 液門 | 151 | 5 | 三 |

| 穴 名 | NO | 針深 | 經名 |
|---|---|---|---|
| 清冷淵 | 151 | 7 | 三 |
| 偏 歷 | 42 | 3 | 大 |
| 章 門 | 163 | 5 | 肝 |
| 率 谷 | 172 | 3 | 膽 |
| 強 間 | 91 | 10 | 督 |
| **12 劃** | | | |
| 間 使 | 142 | 3 | 包 |
| 筋 縮 | 91 | 5 | 督 |
| 絡 卻 | 214 | 3 | 膀 |
| 絲竹空 | 150 | 3 | 三 |
| 厥陰俞 | 214 | 5 | 膀 |
| 脾 俞 | 214 | 7 | 膀 |
| 腎 俞 | 214 | 10 | 膀 |
| 雲 門 | 30 | 3 | 肺 |
| 期 門 | 163 | 3 | 肝 |
| 然 谷 | 198 | 10 | 腎 |
| 湧 泉 | 197 | 5 | 腎 |
| 極 泉 | 56 | 5 | 心 |
| 腕 骨 | 63 | 5 | 小 |
| 勞 宮 | 142 | 5 | 包 |
| 紫 宮 | 75 | 3 | 任 |
| 華 蓋 | 75 | 3 | 任 |
| 復 溜 | 198 | 10 | 腎 |
| 附 陽 | 215 | 10 | 膀 |
| 陽 谷 | 63 | 5 | 小 |
| 陽 谿 | 42 | 5 | 大 |
| 陽 綱 | 214 | 7 | 膀 |
| 陽 池 | 151 | 5 | 三 |
| 陽 白 | 172 | 3 | 膽 |
| 陽 交 | 174 | 12 | 膽 |
| 陽 輔 | 174 | 10 | 膽 |
| 陽 關 | 174 | 10 | 膽 |
| 陽陵泉 | 174 | 12 | 膽 |
| 筑 賓 | 198 | 10 | 腎 |
| **13 劃** | | | |
| 腹 哀 | 130 | 8 | 脾 |
| 腹 結 | 130 | 8 | 脾 |
| 腦 空 | 172 | 3 | 膽 |
| 腦 戶 | 91 | × | 督 |
| 腰 俞 | 91 | 5 | 督 |
| 痞 俞 | 91 | 5 | 督 |
| 溫 溜 | 42 | 5 | 大 |
| 腰陽關 | 91 | 5 | 督 |

| 穴 名 | NO | 針深 | 經名 |
|---|---|---|---|
| 解 谿 | 109 | 5 | 胃 |
| 會 宗 | 151 | 5 | 三 |
| 會 陽 | 215 | 8 | 膀 |
| 會 陰 | 74 | 7 | 任 |
| 廉 泉 | 75 | 3 | 任 |
| 經 渠 | 30 | 3 | 肺 |
| 照 海 | 198 | 3 | 腎 |
| 意 舍 | 214 | 7 | 膀 |
| 督 俞 | 214 | 5 | 膀 |
| 睛 明 | 213 | 1 | 膀 |
| 滑肉門 | 108 | 8 | 胃 |
| 淵 液 | 173 | 3 | 膽 |
| **14 劃** | | | |
| 僕 參 | 216 | 5 | 膀 |
| 膏 肓 | 214 | 5 | 膀 |
| 箕 門 | 129 | × | 脾 |
| 漏 谷 | 129 | 12 | 脾 |
| 魂 門 | 214 | 7 | 膀 |
| 膈 俞 | 214 | 5 | 膀 |
| 膈 關 | 214 | 5 | 膀 |
| 膀胱俞 | 214 | 10 | 膀 |
| 輒 筋 | 173 | 3 | 膽 |
| 維 道 | 173 | 10 | 膽 |
| **15 劃** | | | |
| 厲 兌 | 109 | 1 | 胃 |
| 養 老 | 63 | 3 | 小 |
| 魄 戶 | 214 | 5 | 膀 |
| 瘈 脈 | 150 | 1 | 三 |
| 膝 關 | 163 | 10 | 肝 |
| 璇 璣 | 75 | 3 | 任 |
| **16 劃** | | | |
| 頷 厭 | 172 | 3 | 膽 |
| 橫 骨 | 199 | 5 | 腎 |
| 臂 臑 | 42 | 10 | 大 |
| 頭臨泣 | 172 | 3 | 膽 |
| 頭竅陰 | 172 | 3 | 膽 |
| 頭 維 | 107 | 3 | 胃 |
| 頰 車 | 108 | 8 | 胃 |
| **17 劃** | | | |
| 隱 白 | 129 | 1 | 脾 |
| 翳 風 | 150 | 10 | 三 |
| 環 跳 | 173 | 15 | 膽 |
| 膽 俞 | 214 | 7 | 膀 |

| 穴 名 | NO | 針深 | 經名 |
|---|---|---|---|
| 瞳子髎 | 172 | 3 | 膽 |
| 膺 窗 | 108 | 3 | 胃 |
| 膻 中 | 75 | 3 | 任 |
| **18 劃** | | | |
| 臑 會 | 151 | 7 | 三 |
| 臑 俞 | 63 | 12 | 小 |
| 豐 隆 | 109 | 12 | 胃 |
| 髀 關 | 109 | 10 | 胃 |
| 關 門 | 108 | 5 | 胃 |
| 關 元 | 75 | 7 | 任 |
| 關元俞 | 214 | 10 | 膀 |
| 關 沖 | 151 | 1 | 三 |
| 歸 來 | 108 | 8 | 胃 |
| **19 劃** | | | |
| 犢 鼻 | 109 | × | 胃 |
| **20 劃以上** | | | |
| 懸 厘 | 172 | 3 | 膽 |
| 懸 顱 | 172 | 3 | 膽 |
| 懸 鐘 | 174 | 10 | 膽 |
| 懸 樞 | 91 | 5 | 督 |
| 譩 譆 | 214 | 5 | 膀 |
| 攢 竹 | 213 | 3 | 膀 |
| 聽 宮 | 62 | 7 | 小 |
| 聽 會 | 172 | 5 | 膽 |
| 靈 台 | 91 | 5 | 督 |
| 靈 道 | 56 | 8 | 心 |
| 靈 墟 | 199 | 3 | 腎 |
| 顖 息 | 150 | × | 三 |
| 顴 髎 | 62 | 5 | 小 |
| 蠡 溝 | 163 | 10 | 肝 |
| 顖 會 | 90 | 3 | 督 |

註：
1. 表中NO.代表穴道圖的頁次。
2. 針深單位為分，即1/10寸。
3. 長度使用胴身寸法（中指末節長為1寸；食指與中指指幅寬為1.5寸；中三指指幅寬為2寸；中四指指幅寬為3寸；掌後橫紋至中指尖之長為8寸。）

# 耳針穴位圖

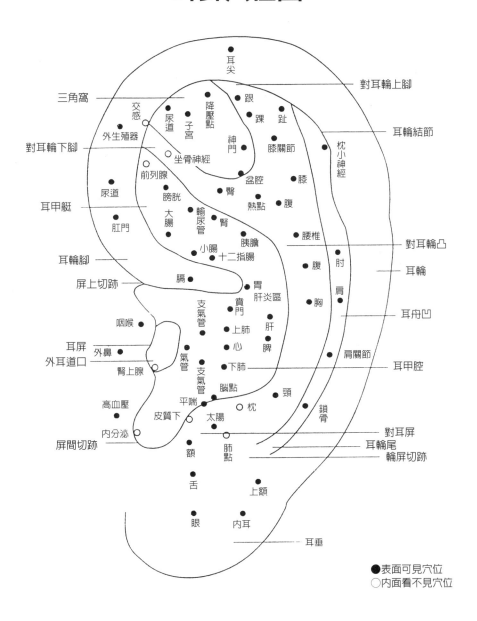

●表面可見穴位
○內面看不見穴位

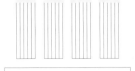

廣　告　回　信
臺灣北區郵政管理局登記證
北　台　字　第 8719 號
免　貼　郵　票

106-□□
台北市新生南路3段88號5樓之6

# 生智文化事業股份有限公司　　　收

□□□-□□

地址：　　　市縣　　鄉鎮市區　　路街　段　巷　弄　號　樓

姓名：

生智

 D9124　　 神奇的電子針灸療法

# 生智出版股份有限公司

# 讀・者・回・函

感謝您購買本公司出版的書籍。

爲了更接近讀者的想法，出版您想閱讀的書籍，在此需要勞駕您
詳細爲我們填寫回函，您的一份心力，將使我們更加努力！！

1. 姓名：_____

2. E-mail：_____

3. 性別：□ 男 □ 女

4. 生日：西元_____年_____月_____日

5. 教育程度：□ 高中及以下 □ 專科及大學 □ 研究所及以上

6. 職業別：□ 學生 □ 服務業 □ 軍警公教 □ 資訊及傳播業 □ 金融業

　　　　　□ 製造業 □ 家庭主婦 □ 其他_____

7. 購書方式：□ 書店 □ 量販店 □ 網路 □ 郵購 □書展 □ 其他_____

8. 購買原因：□ 對書籍感興趣 □ 生活或工作需要 □ 其他_____

9. 如何得知此出版訊息：□ 媒體_____ □ 書訊 □ 逛書店 □ 其他_____

10. 書籍編排：□ 專業水準 □ 賞心悅目 □ 設計普通 □ 有待加強

11. 書籍封面：□ 非常出色 □ 平凡普通 □ 毫不起眼

12. 您的意見：_____

_____

13. 您希望本公司出版何種書籍：_____

☆填寫完畢後，可直接寄回（免貼郵票）。

　我們將不定期寄發新書資訊，並優先通知您

　其他優惠活動，再次感謝您！！